Ateliers
RENOV'LIVRES S.A.
2001

LE CLIMAT DE NICE.

NICE. — SOCIÉTÉ TYPOGRAPHIQUE,
Imprimerie A. Gilletta aîné,
9 — *Rue de la Préfecture.* — 9

LE

CLIMAT DE NICE

SES PROPRIÉTÉS HYGIÉNIQUES,

SON APPLICATION THÉRAPEUTIQUE,

par

LE DOCTEUR HENRI LIPPERT.

Curae vacuus hunc adeas locum,
ut morborum vacuus abire queas,
non enim hic curatur, qui curat !

(Inscription des bains de l'empereur Antonine à Rome.)

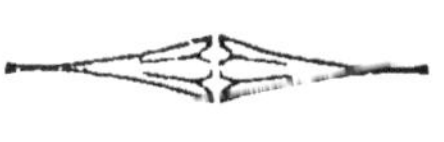

NICE,

LIBRAIRIE CHARLES JOUGLA,

1, *Jardin-Public*, 1.

1863.

INTRODUCTION.

Les anciens avaient raison d'appeler l'atmosphère, que nous respirons, notre aliment vital essentiel, PABULUM VITAE : nous la respirons dès la première minute de notre existence jusqu'à la dernière: nous prenons cet aliment presque vingt fois par minute et cela dans une dose si forte, qu'en vingt-quatre heures huit mètres cubes d'air passent par nos poumons.

Des considérations et des réflexions analogues nous font comprendre l'immense importance que les qualités de ce fluide aérien, qui nous entoure, exercent sur la vie en général, sur la santé et le bien-être de l'organisme humain en particulier. L'étude de ces influences atmosphériques est assez compliquée : elle comprend les recherches sur la température de l'air, sur son degré de densité et d'humidité, sur ses mélanges chimiques — car l'air est le réceptacle des exhalaisons de la terre entière et de toutes les organisations qui y séjournent — sur son état électrique, enfin sur beaucoup d'autres questions qui s'y rattachent.

L'ensemble de toutes ces circonstances agit puissamment sur l'économie animale, on peut en étudier les effets sur une grande échelle dans la différence des habitants des diverses régions de la terre.

C'est par l'ensemble de ces questions examinées en détail, que le médecin acquiert les connaissances voulues pour juger d'un climat, pour fixer ses qualités hygiéniques et discerner les états maladifs, auxquels il convient le mieux. Mais les causes primordiales qui constituent les grandes différences des climats sont encore modifiées à l'infini par des causes locales, accidentelles ou constantes : or, c'est cet ensemble de causes diverses qui ouvre un si vaste champ d'observations à la climatologie.

Depuis les temps les plus reculés, la ville de Nice jouit, grâce à l'excellence de son climat, d'une renommée tout-à-fait dominante comme station d'hiver. Quoique située sous la même latitude que Pise, Livourne et Montpellier, quoique plus septentrionale que Hyères, Toulon et beaucoup plus encore que Rome et Naples, son climat se distingue par une supériorité marquée sur toutes ces villes, qu'elle surpasse encore par la beauté de son ciel et la douceur de sa température.

C'est du reste un fait reconnu depuis des siècles, car nous lisons, que sous l'empire d'Auguste, les Romains envoyaient déjà leurs poitrinaires à Cemenelum, l'ancienne cité de Cimiés, située alors sur la ravissante colline qui avoisine Nice et qui était considérée comme un séjour plein de délice et dc salubrité.

Dans ses caractères généraux, le climat de Nice ne paraît pas beaucoup changé depuis l'ère romaine : les observations météorologiques faites pendant le dernier siècle n'indiquent d'ailleurs aucune variation notable. Ce n'est que sa constitution hygrométrique qui semble avoir subi quelques modifications par suite de la destruction des forêts, qui couvraient avant le

XIVe siècle les montagnes environnantes: l'air est devenu plus sec et par conséquent plus doux en hiver, moins chaud en été.

Loin de diminuer, la ville de Nice a conservé sa renommée toujours croissante jusqu'à nos jours: les proportions et le développement que prennent dans ces derniers temps les quartiers destinés au séjour de la colonie étrangère, sont vraiment étonnants: des rues larges, d'élégantes et vastes constructions s'élèvent de tous cotés et la ville commence à s'étendre de plus en plus vers ses frontières naturelles, c'est-à-dire vers cette triple ceinture de montagnes qui donnent à sa campagne si fertile ce climat privilégié, cette végétation luxuriante.

En outre et en dehors de son climat si doux et tempéré, Nice est encore favorisée particulièrement par sa position rapprochée des contrées septentrionales ainsi que des grands foyers de la civilisation, avec lesquels elle sera bientôt unie par le réseau des chemins de fer.

Qu'on ne suppose pas toutefois, d'après ces quelques lignes élogieuses sur Nice, que je veuille m'étendre uniquement en panégyriste partial sur les propriétés hygiéniques et l'application thérapeutique du climat de Nice. Ma position de médecin me portant à me livrer de préférence à des études sérieuses, je traiterai mon sujet avec cette conviction, que la force la plus grande repose toujours dans la vérité.

En terminant cette courte préface, je prie mon lecteur de vouloir bien passer avec indulgence sur les phrases un peu trop germaniques, qui se sont glissées dans mon style !

TABLE DES MATIÈRES.

LE CLIMAT DE NICE

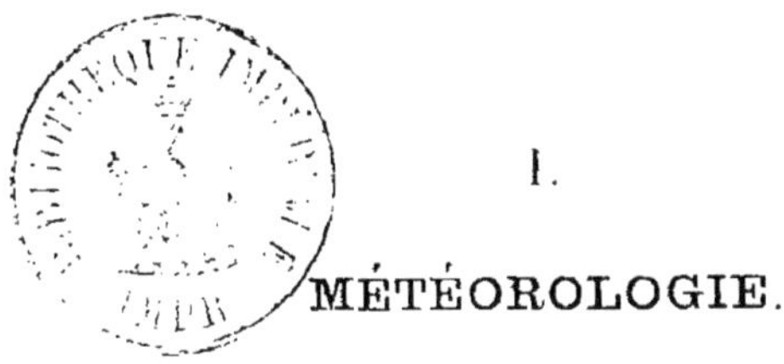

I.

MÉTÉOROLOGIE.

En voyant le luxe de la végétation de Nice, son sol émaillé de fleurs, la verdure continuelle de ses arbres dont un grand nombre sont originaires des tropiques, on se sent porté à croire que cette terre délicieuse, cette serre-chaude privilégiée de l'Europe doit avoir de même une température tropicale : mais des recherches exactes, les observations thermométriques continuelles faites depuis plus d'un demi-siècle et successivement par Fodéré, Risso, Roubaudi et Teisseire nous prouvent au contraire que Nice jouit d'un climat tempéré, climat qu'on peut caractériser en général comme *chaud* et *modérément sec*. La moyenne de sa température annuelle monte à 15,5 – 15,9 centigrades, tandis qu'elle s'élève pour

Paris	10,6	Naples	16,2
Milan	13,2	Lisbonne	16,6
Marseille	14,4	Palerme	17,5
Madrid	14,9	Funchal (île de Madère)	19,6 - 20,3
Florence	15,0	Alger	21,1
Montpellier	15,2	Ténériffe	21,5
Pise	15,7		
Rome	15,8		

Les moyennes de ses saisons s'élèvent à 9,6 centigrades pour l'hiver qui commence au milieu de novembre et dure jusqu'à la mi-février

18 pour le printemps (mi-février à mi-mai)

23 pour l'été (mi-mai à mi-septembre)

12,8 pour l'automne (mi-septembre à mi-novembre).

Octobre, novembre et décembre sont, parmi les mois de la saison froide, les plus doux et les plus sereins. Une des causes qui contribue puissamment à chauffer l'air de Nice pendant l'hiver est, sans contredit, son voisinage de la mer, dont la température hivernale étant plus chaude que celle de la terre, les vents font participer cette dernière à la température moyenne de la mer.

Les mois de janvier et février sont généralement les plus froids et demandent, par conséquent, un correctif à leur température par un chauffage convenable et des vêtements appropriés ; malgré cela, on voit en pleine campagne l'amandier, le laurier, les orangers et les citronniers se couvrir les uns de fleurs, les autres de fruits. En égard au caractère des cinq mois mentionnés, on peut logiquement soutenir cette assertion : que le climat d'hiver de Nice est chaud, sec, tonique et sans variabilité sensible. Les mois de mars et d'avril jouissent d'une mauvaise renommée, mais partout ailleurs cette époque n'offre-t-elle pas des désagréments ? Des vents impétueux soufflent alors avec plus ou moins de force et de constance et il y a des jours où toute la ville et une partie de la campagne sont tellement obscurcies par des nuages de poussière que les personnes aux organes respiratoires délicats ne peuvent se risquer impunément hors du logis. Les mois d'été, mai-septembre, sont plus agréables à Nice que dans la plupart des grandes capitales de l'Europe : c'est la saison la moins variable d'après le thermomètre et le baromètre ; elle est beaucoup plus uniforme et plus constante que dans les climats septentrionaux, où les nuits sont plus froides : pendant le jour la brise de la mer contribue beaucoup à raffraîchir la température de l'air chauffée par un soleil vif et continuel, tandis que la nuit la brise des Alpes contribue à la ventilation salutaire de l'atmosphère. Pendant la journée, la terre étant plus échauffée que la mer par les rayons solaires, un courant d'air incessant, un vent du midi humide et frais se porte de la mer vers la terre : pendant la nuit, la température de la mer, restant plus élevée que celle de la terre, meilleur conducteur du calorique que l'eau, le vent se porte en sens inverse des montagnes vers la mer. Ce flux et reflux aérien régulier, suite de la condensation et raréfaction de l'atmosphère par le soleil, raffraîchit l'air, et ajoute, en le purifiant, à sa salubrité. L'automne, mi-septembre à mi-novembre, est à Nice, les jours de pluie équinoxiale exceptés, la plus belle saison de l'année, et prépare à l'hiver d'une manière graduelle.

La température moyenne des douze mois de l'année s'élève pour :

Janvier......	8,1	Juillet......	24,2
Février......	9,5	Août........	24,3
Mars........	11,2	Septembre...	21,6
Avril........	14,5	Octobre.....	16,8
Mai.........	18,0	Novembre...	12,6
Juin.........	21,5	Décembre....	9,2

Les soirées sont à Nice plus douces que les matinées, et il est moins dangereux pour un malade de sortir le soir, quelques heures après le coucher du soleil, que le matin de très-bonne heure. On trouve comme moyenne des sept mois les plus froids de l'année octobre-avril, pour le matin, 9,1 c.; à midi, 14,5 c.; le soir, 10,8.

La différence de la chaleur entre le milieu du jour et le soir varie dans une moyenne de 3 degrés : les variations les plus sensibles ont lieu au printemps, principalement au mois de mars.

Les pluies ne baissent pas la température à Nice, circonstance importante pour les malades qui, en restant chez eux, n'éprouvent aucun changement à leur état. Il est rare qu'en hiver le baromètre descende au-dessous de zéro : cela arrive quelquefois pendant le mois de janvier, mais ce degré extrême du froid n'a jamais duré plus de quelques heures ; il est également aussi rare et extraordinaire qu'il s'élève pendant l'été (août, par exemple) à 30 degrés de chaleur, tandis qu'à Paris, Londres et même à Saint-Pétersbourg il arrive parfois à 36 c.

Nice est plus chaud que Naples pendant l'automne, et plus frais en été : plus frais que Rome pendant l'été et plus chaud en hiver.

On lit et on entend beaucoup parler des brusques changements de la température à Nice, chose aussi étrange qu'étonnante, puisque le thermomètre prouve le contraire, en démontrant que les oscillations atmosphériques se modifient d'une manière successive et graduelle.

Voyons par exemple la différence de la température moyenne des saisons :

Elle se borne de l'hiver au printemps à .. 8,3 c.
du printemps à l'été à .... 5,2 c.
de l'été à l'automne à .... 10,3 c.
de l'automne à l'hiver à ...... 3,2 c.

Voyons encore la différence moyenne de la température des mois, laquelle se limite à 2,6 centig., et se borne, en calculant les températures de chaque mois séparément, à une moyenne de

1,3 c.	de différence	dans la succession	de janvier à février
1,7 c.	—	—	février à mars.
3,5 c.	—	—	mars à avril.
3,5 c.	—	—	avril à mai.
3,5 c.	—	—	mai à juin.
2,7 c.	—	—	juin à juillet.
0,1 c.	—	—	juillet à août.
2,7 c.	—	—	août à septembre.
4,7 c.	—	—	septembre à octobre.
4,2 c.	—	—	octobre à novembre.
3,2 c.	—	—	novembre à décembre.
1,0 c.	—	—	décembre à janvier.

Pourtant le fait existe en apparence, or, il serait beaucoup plus rationnel que ces plaintes et ces reproches s'adressassent à la froideur de l'ombre qui, en effet, est quelquefois glaciale et diffère de l'air chauffé par l'action directe des rayons solaires de 12 à 24 c. Cette différence notable est du reste une particularité caractéristique de tous les climats méridionaux, par conséquent Nice ne mérite pas de reproches spéciaux à cet égard. Après avoir fait une promenade prolongée en plein soleil, si l'on rentre chez soi par des rues où les maisons élevées projettent une ombre complète, on trouvera cette ombre d'autant plus glaciale qu'on aura exalté la sensibilité de la peau en l'exposant aux rayons solaires. Les habitants du pays connaissent si bien les suites fâcheuses qui peuvent résulter de cette transition brusque de température, qu'ils se promènent fort rarement en plein soleil; mais les étrangers, pour la plupart originaires de pays froids, brumeux, sombres, viennent à Nice particulièrement pour jouir sans restriction de cet astre, pour faire le culte des Perses, pour adorer le soleil ; — ils en font un abonnement complet et l'accusent d'une manière injuste, avec beaucoup d'ingratitude, s'il y a quelquefois des jours d'abonnement suspendu.

Aussi, comme ils ne se contentent pas des promenades à mi-ombre, ils ont quelquefois des suites fâcheuses à déplorer. Un parasol doublé de toile verte, un châle, paletot ou plaid sont des objets indispensables à la promenade, qui protégent contre l'influence nuisible d'un soleil trop ardent, d'une ombre trop fraîche. Les malades ont de même de grandes précautions à prendre en sortant le matin au lever du soleil et le soir à son coucher, moments où les vapeurs aqueuses, suspendues dans l'atmosphère à l'état diaphane, retombent violemment sur la terre en forme d'une rosée humide et froide, ce qui cause à la peau une sensation extrême de fraîcheur et d'humidité. Le soir, une ou deux heures après le coucher du soleil, l'air se réchauffe et devient si tempéré que des malades, quoique très-sensibles, peuvent s'exposer à l'air sans crainte de refroidissement.

Si les observations thermométriques nous font connaître le maximum et le minimum de la température, ainsi que les oscillations de sa chaleur, questions d'une importance prédominante pour la constitution sanitaire d'une région, la question de la pression atmosphérique, contrôlée par les observations *barométriques*, n'exerce pas une influence moindre sur l'état de la santé. Mentionnons tout de suite les deux qualités remarquables et importantes des propriétés barométriques de Nice : 1° *La pression atmosphérique plus forte* (et, en conséquence, sa capacité relativement plus riche en oxygène) ; 2° *Le défaut d'oscillations considérables,* deux circonstances d'une haute importance pour les maladies des organes respiratoires. La position géographique de Nice au niveau de la mer, où l'air est continuellement sous l'influence d'une grande pression, explique suffisamment sa forte pression barométrique : la moyenne barométrique normale pour les plages maritimes s'élevant à 0,760, nous la trouvons pour Nice, par exemple,

En 1860, à ... 0,759
En 1861, à ... 0,761

différence d'un millimètre, sans importance en pratique. On observe le maximum de la pression atmosphérique s'élevant quelquefois, mais très-rarement, jusqu'à 0,778 pendant l'hiver aux heures du matin, si des journées belles et sereines précédaient et suivaient : le minimum se bornant à 0,730, comme précurseur de vents impétueux du midi, de tempêtes, d'averses.

Nous avons dit que le climat de Nice était chaud et modérément sec, car aux assertions de sécheresse excessive de son air, l'hygromètre de Saussure donne un démenti formel, en fixant la moyenne de l'humidité aérienne de Nice à 58,2, preuve que son atmosphère n'a que 3 degrés d'humidité moins que l'air de Paris. Néanmoins, si on entend souvent parler de l'excessive sécheresse aérienne de Nice, cela doit s'appliquer tout au plus à quelques jours du mois de mars ou d'avril : le vent du nord-ouest, le malfamé mistral, soufflant alors continuellement, donne à l'atmosphère le caractère mentionné. L'air de Nice reçoit de préférence son humidité des vents du midi, qui en passant sur la Méditerranée, en prennent les vapeurs aqueuses. Cela explique deux faits hygrométriques très-étonnants à Nice : l'état atmosphérique plus humide l'été que l'hiver et l'état plus humide des journées que des nuits. L'évaporation plus grande de l'eau salée, suite naturelle des rayons plus intenses du soleil d'été et la constance extrême des brises de mer, des vents du midi soufflant sans interruption à cette époque, expliquent cet état de plus grande humidité, malgré l'absence totale de pluie qui a lieu quelquefois pendant quatre mois de cette saison ; en conséquence, l'humidité aérienne ne dépend nullement de la quantité des jours pluvieux. — Les années 1860 et 1861, par exemple, ont la même moyenne hygrométrique (59,6), quoique dans la première le chiffre des jours pluvieux se soit élevé à 74, et 47 seulement dans la seconde. Or, cette égalité d'humidité aérienne pour 1861 s'explique par une évaporation plus active des eaux de la mer, due à une plus grande chaleur et à la prédominance des vents du sud, sud-est et sud-ouest qui poussaient ces vapeurs vers le bassin de Nice. La plupart des oscillations hygrométriques s'observent en janvier et février d'abord, puis du septembre au décembre, les moindres pendant l'été, de mai à août. Les vents du nord et nord-ouest dessèchent l'atmosphère de Nice dans la plus forte proportion, car en passant les cimes alpestres couvertes de neige, ils se débarrassent de leur humidité. La différence qui existe entre la quantité des vapeurs aqueuses répandues dans l'air de Nice varie du reste non - seulement selon l'heure de la journée, les vents qui règnent et les différentes saisons, mais encore, et d'une manière notable, selon les différents quartiers de la ville et des environs. Le sol sur lequel Nice est bâti contribue au dessèchement de son atmosphère : en vertu de ses qualités poreuses et peu cohérentes, de sa composition de détritus calcaires, il absorbe avec avidité l'eau des pluies et même l'humidité atmosphérique ; sa pente vers la mer favorise encore l'écoulement des eaux. L'air de Nice, qui s'offre à l'œil diaphane au plus haut degré, contient d'ailleurs des couches humides considérables. Mais l'intensité des rayons solaires disperse et transforme ces parties aqueuses en une espèce de vapeur gazeuse et diaphane : Au coucher du soleil, tous ces atômes humides suspendus dans l'air retombent précipitamment sous la forme de rosée, ce qui occasionne à ceux qui sortent pendant la première heure après la disparition du soleil une sensation pareille à celle d'un manteau humide jeté sur les épaules, ce qui rend la sortie ou promenade à cette heure dangereuse, pour les nouveaux venus surtout. Si les soirées sont fraîches, c'est que la rosée sature l'atmosphère comme le ferait une pluie légère.

La moyenne des *journées pluvieuses* à Nice est peu considérable : les observations de Fodéré et de Roubaudi la fixaient à 56 par an, qui se répartissaient, selon les saisons, ainsi qu'il suit : 30 pour l'automne, 15 pour l'hiver, 7 pour le printemps et 4 pour l'été ; les notices exactes et plus récentes de Teisseire prises dans les douze dernières années, établissent leur nombre total à 72 par an, dont 38 pour l'hiver (à Venise 80), chiffre d'ailleurs minime en comparaison avec la majorité des régions septentrionales où l'on compte parfois plus de 250 jours de pluie dans l'année. Les mois d'octobre, novembre et avril offrent le maximum des journées pluvieuses, juillet et août le minimum: il y a du reste des variations très-sensibles entre les différentes années : tandis qu'en 1853 on constatait 103 jours de pluie, maximum inoui pour Nice, on n'en comptait que 50 en 1854 et 47 en 1861. Indépendamment du chiffre peu élevé des journées pluvieuses, *la quantité de pluie* qui tombe annuellement à Nice est très-considérable : les observations de Roubaudi, faites pendant 10 ans avec le pluviomètre de Watkins, élèvent sa moyenne à 26 pouces, tandis qu'elle se borne pour Londres à 21 pouces, pour Paris à 20 pouces ; c'est surtout pendant les équinoxes, où règnent les vents d'ouest, qu'il tombe en peu de temps des quantités immenses de pluie, jusqu'à 30 centimètres en 24 heures.

Si l'atmosphère de Nice est chaude, modérément sèche et par sa densité élevée *très-riche en oxygène*, elle est aussi d'une *pureté particulière*, grâce aux courants d'air continuels qui la mettent en mouvement. Le flux et le reflux aérien régulier, qui du mois de juin jusqu'en octobre balaye l'air, en sens inverse, 2 fois en 24 heures d'une manière périodique, quoique légère, garantit à Nice la pureté de l'atmosphère : en chassant toutes les stagnations miasmatiques, en réchauffant la température pendant l'hiver, en diminuant les chaleurs extrêmes de l'été, il assure au pays un de ses éléments les plus sanitaires. Tous les vents qui soufflent de la mer méritent les mêmes éloges d'influence salutaire, en modérant soit le froid, soit la chaleur et en procurant à l'air la quantité nécessaire d'humidité.

Mais hors de cela nous avons ici de véritables

tempêtes aériennes : souvent au milieu d'une journée douce et calme s'élèvent brusquement des coups de vent d'une force extrême et d'une variabilité particulière, changeant leur direction plusieurs fois par jour, ce qui rend assez difficile leur calcul exact. En voyant la situation du bassin de Nice, protégé de trois côtés et seulement ouvert au midi, on le croirait facilement garanti des vents d'est, du nord et d'ouest : vers l'est une chaîne de montagnes, le Montboron, le Montalban, le Vinaigrier et le Montgros, se prolongeant jusqu'au voisinage immédiat de la mer, semblent constituer un rempart infranchissable ; vers le nord une triple ceinture de montagnes, derrière laquelle se dresse, majestueuse, la chaîne imposante des Alpes-Maritimes, en partie couverte de neige et de glace, semble devoir encore de ce côté protéger Nice ; vers l'ouest la chaîne, quoique plus éloignée, des montagnes de l'Estérel semble devoir briser l'impétuosité du mistral, messager perfide de la belle Provence, pays des chansons et de l'amour ! Mais, hélas ! en dépit de toutes ces bénignes montagnes qui procurent à Nice sa douce température, sa végétation tropicale, l'inexorable statistique, l'observation anémologique la plus exacte, nous apprend que : une journée sur cinq, Nice est balayé par des vents plus ou moins forts. Selon les observations de M. Teissseire, les journées agitées par des *vents forts* s'élevaient au nombre de

196	pour	1850	87	pour	1856
99		1851	73		1857
106		1852	61		1858
108		1853	72		1859
92		1854	91		1860
101		1855	78		1861

Selon les saisons, les vents les plus fréquents sont :

En hiver, le nord-est, nord-ouest, ouest-nord-ouest, nord;

Au printemps, sud, sud-est, sud-sud-est, ouest-nord-ouest;

En été, presque exclusivement le sud-est;

En automne, le nord-ouest, le nord-est, l'est.

Le vent du nord, *tramontana*, est rarement très-impétueux, la barrière que lui opposent les Alpes est trop élevée et paralyse sa fureur. Il est sec, froid et indique le beau temps : comme il souffle avant le lever du soleil en chassant les nuages, Nice lui doit en partie son beau soleil et ses beaux jours d'été; quelquefois, se frayant un passage par la trouée que le lit du Paillon s'est faite dans la cloison protectrice des montagnes septentrionales, il se jette violemment sur le bassin de Nice; d'autres fois, brisé en partie par les crêtes des montagnes, il passe par dessus la ville en formant un angle aigu avec le plan de la mer dans laquelle il se précipite à une certaine distance, et qu'il soulève alors en forme de vagues écumeuses.

Le vent d'*est* est celui qui se déchaîne dans la plus grande proportion sur la plage de Nice; sa moyenne s'élève à 45 jours par an : il est également froid, sec et se fait principalement sentir pendant l'automne. Viennent ensuite, rangés selon leur fréquence :

Le *sud-ouest* (*libeccio*) soufflant en moyenne 21 jours par an : il est d'une grande violence, énervant au plus haut degré par son humidité et sa chaleur : ce vent est tout aussi nuisible à la végétation qu'aux hommes, les personnes d'un tempérament nerveux et délicat, les femmes surtout, en ressentent la maligne influence;

il est relâchant, prédispose au sommeil, abat la vivacité et fait perdre la bonne humeur.

Le *nord-est* (moyenne 8 jours par an) occasionnant, lorsqu'il est impétueux, des orages, de la grêle et de la neige ; le *nord-ouest* (*mistral*), ce fléau de la Provence, primitivement un vent du nord qui, repoussé par la chaîne des Pyrénées se précipite avec fureur sur les plages situées vers l'est sous la forme d'un vent froid d'ouest et nord-ouest : les montagnes de l'Estérel modifient heureusement d'une manière très sensible sa violence ; il est excessivement desséchant et soulève en un clin d'œil une poussière étouffante.

Tout opposé au sud-ouest, les vents du *sud-est* et du *sud* provoquent le beau temps et donnent de l'élévation au thermomètre pendant l'hiver : comme en traversant la Méditerranée ils se saturent de vapeurs aqueuses, ils adoucissent et modèrent la chaleur ainsi que la sécheresse de l'été.

Tous ces détails nous donnent pour résultat que le *vent d'est et de sud-ouest se partagent l'empire atmosphérique de Nice.*

Habituellement cette atmosphère est calme jusqu'à 10 heures du matin, alors s'élèvent parfois brusquement des tourbillons qui arrivent quelquefois à des proportions gigantesques, fouillant le sol et soulevant des nuages jaunâtres d'une poussière calcaire très légère qu'on a cherché vainement à combattre, jusqu'à présent, par des arrosements répétés.

Le chiffre prépondérant des *beaux jours* à Nice, dont la moyenne annuelle s'élève pour ces derniers vingt ans à 225 jours, donne à la campagne un caractère tout particulier de gaité vivifiante, les rayons brillants du soleil dotant cet oasis parfumé de la nature de couleurs d'une variété admirable.

Dans l'année 1861 le nombre des journées belles et sereines s'est élevé à 234, dont 46 pour le trimestre d'hiver, 59 pour celui du printemps, 69 pour l'été et 60 pour l'automne.

La moyenne des *jours nébuleux* s'élève à 66 par an, dont 19 en janvier-mars, 17 en avril-juin, 13 en juillet-septembre et 17 en octobre-décembre.

Si on parle à Nice des *brouillards*, ce ne sont que des vapeurs transparentes, humectant à peine les vêtements et en aucune sorte comparables aux brouillards épais et nauséabonds de l'Angleterre. — Ils se forment quelquefois le soir sur la surface de la mer, ou sur celle de la terre le matin, mais, même sous cette forme légère, ils apparaissent très-rarement, en moyenne dix fois par an — en 1861 *une fois seulement*.

Grésil et *grèle* sont pareillement d'une rareté extrême, des années entières se passent sans que les observations météorologiques en fassent mention; 1861, par exemple, en a été complétement exempt, et 1855 où la grèle tomba 6 fois, donne une exception très-rare: la grèle, du reste, est peu redoutée des campagnards, comme les grains, habituellement très-petits, sont complètement inoffensifs pour les céréales.

La *neige* est aussi une de ces choses rares à Nice: si elle tombe, des vents de nord-est l'accompagnent presque toujours; dans la dernière période décennale l'année 1860, où elle tomba pendant 5 jours, offre une exception extraordinaire: jamais la neige ne reste longtemps sur la terre, elle fond ou immédiatement ou après quelques heures. Il est également fort rare que le premier hémicycle des collines qui entourent

Nice se couvre d'une couche de neige; les montagnes du second plan, plus élevées que les premières, montrent plus souvent déjà, en janvier, leurs crêtes blanchies, derrière lesquelles les Alpes élèvent à leur tour et pendant tout l'hiver, leurs cimes neigeuses vers l'horizon. D'ailleurs, si l'œil ne découvrait pas de temps en temps ce manteau blanc jeté sur la nature, s'il ne voyait pas sous les rayons du soleil briller au loin les sommets glacés des Alpes-Maritimes, on oublierait tout à fait dans cette délicieuse serre-chaude européenne qui a nom Nizza, qu'il règne au dehors un hiver rigide.

On est disposé d'avance à croire que l'air de Nice est surchargé *d'électricité,* car deux conditions très favorables à sa raison d'être s'y rencontrent : la 1re est l'évaporation continuelle de l'eau de la mer, la 2de une végétation si continuellement riche et fleurissante : ajoutez à cela la sécheresse du climat, qui dispose encore à un excédant d'accumulation électrique. Néanmoins, les observations répétées au moyen de l'électromètre, prouvent qu'il n'y a pas un surplus notable d'électricité atmosphérique, quoique les personnes nouvellement arrivées semblent en subir l'influence, d'autant plus marquée, s'ils habitent le voisinage de la mer : elles souffrent d'insomnie, de palpitations de cœur, d'un pouls accéléré ; les anciennes migraines, les douleurs névralgiques, appaisées depuis longtemps, se réveillent et tourmentent particulièrement les malades sujets à une irritabilité nerveuse excessive, mais peu à peu, après un temps donné, ces malades commencent à s'acclimater et ces douleurs fortuites se calment et disparaissent. — Cependant, si l'équilibre normal de l'électricité atmosphérique existe, il faut en attribuer la cause à la mer et aux montagnes qui nous enveloppent et qui jouent le rôle de deux conducteurs. La preuve existe, dans la rareté extrême des *orages violents* et *du tonnerre*; depuis 1837 aucun ouragan n'est passé à Nice, et quelques légers tremblements de terre dans la campagne, les ouragans terribles qui en 1601, 1675, 1810 et 1816 l'ont dévastée, prouvent plutôt la rareté du fait.

La *foudre* ne tombe jamais sur la ville, elle est attirée de préférence sur les cimes des hauteurs environnantes ou passe dans la mer. La moyenne annuelle du tonnerre s'élève à 12, septembre et octobre en souffrent le plus, décembre en est tout à fait exempt. En 1861, le chiffre des tempêtes avec accompagnement de tonnerre se bornait à quatre.

Les observations *ozonométriques* faites à Nice en différentes stations plus au moins élevées, plus ou moins rapprochées de la mer, ne donnent pas de résultats anormaux, pas d'accumulations excessives de l'ozone dans l'atmosphère; on attribue du reste à cette substance une influence prédominante sur les fonctions du système nerveux.

En terminant la question de l'électricité, notons encore que les *aurores boréales* ne sont pas rares à Nice, en proportion de sa position méridionale.

II.

TOPOGRAPHIE.

—

Le bassin de Nice n'est pour ainsi dire qu'un lac recouvert d'une couche de terre d'une épaisseur de 2 ou 3 mètres, puisqu'à cette distance on trouve partout de l'eau: il y a même des quartiers ou cette couche est si mince qu'il faut préalablement piloter pour bâtir: le terrain a une inclinaison vers la mer, circonstance qui favorise l'écoulement des eaux. Les grandes sources du Ray, du Temple, de Gairaut, de Fond-Chaude versent leurs eaux dans la campagne de Nice qu'elles traversent dans tous les sens. A des temps reculés, la Méditerranée s'étendait jusqu'à la colline de Cimiés (*Cemenelum* des Romains) et le rocher du vieux Château, premier emplacement de la ville, s'élevait isolé au milieu des eaux, peu à peu le torrent du Paillon qui roule ses eaux sédimenteuses vers la mer, semble avoir formé la campagne de Nice, comme le Nil forma le Delta en Egypte. Le sol du terrain, conforme à son origine, est principalement composé de détritus des rochers et des montagnes environnantes, de terre alluviale déposée par les torrents et de parties que la mer a jeté sur la plage : il est très poreux et par conséquent capable de faire disparaître par l'absorption et en peu de temps les plus grandes quantités de pluie.

Si on affirme, avec raison, que la campagne de Nice doit en général la douceur et la bénignité de son climat moins à sa position géographique et à la ligne isotherme où elle se trouve qu'à sa situation topographique, ainsi qu'à la triple ceinture de montagnes qui la préservent du froid et des vents, on peut aussi affirmer que les différentes localités de Nice, ses divers quartiers, présentent des variations climatologiques étonnantes, suivant le terrain sur lequel ils sont placés en égard a son degré d'humidité, suivant leur exposition à l'influence solaire, leur distance ou voisinage de la mer, suivant le degré de protection des montagnes contre les vents : d'après ces divers conditions ces quartiers peuvent être favorables ou nuisibles à la nature de la maladie dont il s'agira, et l'on peut y trouver des localités presque spécifiques pour beaucoup de conditions morbides bien différentes les unes des autres. Comme le choix d'un appartement convenable pour un séjour d'hiver est d'une haute importance, on fera bien de consulter, avant détermination définitive, un médecin connaissant ces détails par expérience. Néanmoins, nous croyons utile de donner, à ce point de vue, quelques renseignements généraux, qui ne pourront toutefois être bien compris qu'a l'aide d'une carte topographique de Nice et de ses environs (1). Nous commencerons notre tournée climatologique par l'est en avançant vers l'ouest, puis nous sortirons de la zône de la plage en poussant notre exploration

(1) Une telle carte, remarquable par l'exactitude de son exécution, vient de paraître à la librairie Jougla.

dans la direction des montagnes jusqu'aux quartiers les plus reculés où la colonie étrangère vient tous les ans chercher un refuge.

A l'extrémité orientale, le Montalban et le Montboron forment les frontières naturelles de Nice, en s'opposant, par leur prolongement jusqu'à la mer, à l'extension de la ville vers l'est, en la protégeant toutefois contre les vents d'est et de nord-ouest si fréquents sur nos rivages.

Là se trouve le *quartier du Lazaret*, n'étant pas encore suffisamment apprécié comme un des plus chauds, des plus salubres et des plus agréables des environs. L'hôtel Royal, situé sur le boulevard de l'Impératrice, de préférence recherché par les Anglais, est presque la seule habitation qui existe dans ce quartier pour les étrangers.

Le *quartier de Limpia* ou *du Port*, qui le touche, est encore moins fréquenté : sa population toute maritime, le va-et-vient du port en font un quartier plus particulièrement occupé par les classes ouvrières et industrielles : ses deux sources contiennent la meilleure eau potable de Nice : provenant du rocher de Villefranche, elle ne contient pas les sels calcaires des autres puits ou fontaines de la ville ; on vend cette eau en la transportant par voiture.

Ce quartier offre de bonnes conditions hygiéniques, il reçoit les vents de S. E. — de temps en temps, près du port on constate des fièvres intermittentes quoiqu'il n'y ait nulle part de stagnation d'eau. Derrière le port s'étend, jusqu'à la route de Villefranche, le *quartier de Riquier* ou *Saint-Roch* : quoique humide et froid dans sa partie rapprochée du Mont-Alban, l'eau se trouvant presque au niveau de la terre, il est sous de meilleures conditions dans sa partie rapprochée de la rue du Port (rue Cassini) à l'entrée de la nouvelle route de Villefranche. Le Château et Mont-Alban l'abritent contre les vents de l'ouest et de l'est, mais les vents du nord qui descendent le long du Paillon y ont pleine entrée; les quelques villas qu'on y trouve sont sèches, leurs façades étant exposées au midi et à l'ouest jouissent plus longtemps de l'influence solaire. En traversant le port nous longeons les bords de la mer par *Rauba-Capeu* (voleur de chapeaux) nom populaire donné au chemin de communication entre le port et la ville (côté méridional), passage obtenu en minant une partie du rocher prédominant du vieux Château. Ainsi que le nom précité plus haut le fait déjà supposer, ce point saillant jusqu'à la mer est le rendez-vous de tous les vents possibles et semble être la résidence d'Eole en personne, aussi est-il impossible d'y passer sans s'exposer à des courants d'air violents. Après cet angle saillant on arrive à une série de maisons qui s'adossant au rocher sont tellement abritées des vents du nord et de l'est, qu'elles surpassent de quelques degrés de chaleur les autres quartiers de la ville: là est situé l'hôtel des Princes et le commencement des *Ponchettes;* suivant toujours notre promenade littorale, nous passons devant une rangée de petites maisons d'égale hauteur, voûtées et cohérentes, sur lesquelles existe une promenade macadamisée assez longue et spacieuse appelée les *Terrasses* : situé en plein soleil au voisinage immédiat de la mer et abrité contre tous les vents, hors ceux du sud, ce belvédère offre une vue ravissante sur la Méditerranée et la partie de la ville sise sur la rive droite du Paillon. Avant le lever du soleil et dirigeant ses regards vers l'est, on peut découvrir l'île de Corse se dessinant à l'horizon. L'exiguité des appartements et le voisinage de la Poissonnerie, aux émanations insalubres, diminuent le charme de ces habitations très-agréables sans cela.

Notre chemin se continue toujours vers l'ouest jusqu'à l'embouchure du Paillon sous le nom de *boulevard du Midi ;* d'après la situation que ce nom nous indique, il jouit, pendant l'hiver, et du matin au soir, des faveurs du soleil : il est encore abrité contre les vents du nord, mais exposé à ceux du midi, d'est et d'ouest ; lorsque la mer est agitée par des vents violents, ses vagues viennent impétueusement se briser contre le mur ou parapet du quai, et se transformant par le choc en légers brouillards pulvérisés, s'élèvent jusqu'aux premières maisons, parmi lesquelles se trouve l'hôtel Paradis. Ce séjour si rapproché de la mer, convient parfaitement aux enfants, aux constitutions lymphatiques, aux chloro-anémiques, aux malades languissants avec secrétions abondantes et relâchement des membranes muqueuses ; mais les tempéraments très-nerveux, très-irritables, souffrants d'un pouls accéléré, de névralgies, de dispositions rhumatismales, de hémoptysie, feront bien de l'éviter ; leur état exige des lieux plus humides, plus abrités des vents et plus éloignés de la mer, tels que Carabacel et Cimiés. Au couchant, du quai du Midi à l'embouchure du Paillon, se trouve un espace hémicyclique plus large, complanté d'une double rangée d'ormes, qui s'appelle la *place des Phocéens*, où se trouve l'hôtel du Nord; tournant à droite, nous entrons dans la *rue Saint-François-de-Paule*, parallèle au boulevard que nous venons de quitter; cette voie est large et bien aérée, ses constructions presque toutes modernes et spacieuses en font une des plus belles rues de Nice : l'église du même nom, où l'on prêche en français; l'opéra italien, la banque, la bibliothèque publique et un établissement de bains très-recommandable en sont les monuments principaux. — Derrière et parallèlement est la *rue du Pont-Neuf*, moins large et dont les maisons élevées projettent trop d'ombre; l'hôtel des Etrangers, le Cercle Philharmonique et littéraire et les principaux magasins à la mode contribuent à donner à cette rue, surtout pendant l'hiver, un mouvement continuel : elle longe la *place St-Dominique* où se trouve une Caserne et l'hôtel de l'Univers avec sa belle salle de concert. De cette place passons par la petite *rue du Cours* où se trouve l'entrée principale de l'Etablissement littéraire Visconti, orné de son charmant petit jardin aux plantes exotiques, et nous déboucherons au *Corso* (Cours), promenade bien abritée des vents, mais un peu trop ombragée par une double série d'arbres aux rameaux très-étendus, et un peu humide le soir : elle est bordée, à droite, par un assez grand nombre de cafés plus ou moins élégants et fréquentés. C'est sur le Corso, que tous les ans au carnaval (en février) ont lieu les fameuses journées des *confetti*, folies carnavalesques, d'origine et de traditions italiennes, batailles acharnées où les projectiles, tranformés en fleurs et bonbons, obscurcissent le ciel; mêlée poudreuse plus dangereuse, du reste, pour les toilettes que pour la santé.

— De la place St-Dominique, à droite, nous entrons dans la *rue de la Préfecture* dont le côté midi est presque exclusivement consacré au palais de la préfecture, autrefois palais du roi de Piémont.

Ici commence déjà le *vieux Nice* avec ses rues tortueuses, étroites et sombres, où le soleil ne pénètre jamais; du reste cette partie primitive de la ville, encaissée entre le rocher du Château et le Paillon, est exclusivement consacrée à l'industrie et au commerce; aussi est-elle bâtie sans la moindre considération hygiénique de première nécessité, et, si ce pêle-mêle de hautes maisons ténébreuses et mal aérées n'est pas le foyer continuel d'infections maladives et d'épidémies, on ne peut l'attribuer qu'au mouvement continuel et actif de l'air.

Le long de la rive gauche du Paillon, dans la direction nord-est, s'étend le *boulevard du Pont-Neuf* et du *Pont-Vieux;* une double rangée d'ormes magnifiques au branchage touffu protége les promeneurs contre l'ardeur des rayons solaires : c'est le rendez-vous de prédilection de la société indigène et industrielle, tandis que la rive droite est plus particulièrement fréquentée par la colonie étrangère. Ce boulevard aboutit à la *place Napoléon* (ci-devant place Victor) située au nord de la vieille ville; entourée d'arcades et de constructions régulières, cette place est la plus belle de Nice: les bureaux de la poste et la maison de banque de M. Avigdor occupent presque entièrement la façade Nord. Cette place, dont le sol est sec, dont une partie des maisons est en plein midi, et qui par son éloignement de la mer se trouve moins sujette aux vents du sud, est pourtant peu recherchée par les étrangers; à sa droite commencent les rues *Ségurane* et *Cassini*, la première pourrait être habitée avantageusement l'hiver. La *route de Turin* (rue Victor) au nord de la place, est exposée aux vents qui descendent le long du Paillon, tandis que l'embranchement formé à droite par la *route de Gênes* en est exempt ; un peu humide avec cela, ce quartier offre des conditions parfaitement convenables à des affections pulmonaires avec tendance fiévreuse et dispositions aux hémoptysies.

Revenant au littoral par les boulevards nous arrivons en passant le Pont-Neuf, à la *rive droite du Paillon*, zône préférée, comme nous l'avons déjà dit, par la colonie étrangère. A notre droite, et parallèle au lit du torrent commence le *quai Saint-Jean-Baptiste* : le grand hôtel Chauvain et plusieurs constructions voisines sur la même ligne, se recommandent ici comme habitation, exposées au plein midi et bien abritées des vents par leur position oblique au Paillon. Une *petite rue* (dite *Carabacel*) conduit à la pension Salvetti, au temple protestant et à l'hôtel-pension Besson ; en revenant sur le quai et à partir des maisons déjà mentionnées, nous ne trouvons plus, de ce point jusqu'à la place d'Armes , de maisons confortables, si ce n'est une magnifique bâtisse sur la *place de l'Eglise du Vœu*. Du reste cette file de maisons disparaîtra bientôt sous le marteau démolisseur pour faire place à des constructions plus vastes, plus commodes et dans un style en rapport aux besoins des étrangers. A la gauche du Pont-Neuf, en descendant vers la mer, nous longeons le *quai Masséna*, ligne de maisons superbes qui conduit à la place du Jardin-Public et point central du mouvement de notre colonie d'hiver. Là se trouvent l'hôtel de

France, la librairie Jougla, des confiseurs, restaurateurs, magasins de toute sorte, entre autres la succursale du célèbre poète-jardinier Alphonse Karr, offrant à ses nombreux amateurs les produits parfumés de son jardin toujours fleuri. Comme habitation, ce quai n'est pas assez calme pour des malades, le va-et-vient continuel des voitures qui ne cessent nuit et jour de brûler le pavé, en font un quartier trop bruyant pour la souffrance; il jouit du reste, quoique exposé aux vents du midi et de l'est, d'une bonne position méridionale, seulement un léger brouillard, s'élevant tous les soirs du Paillon, lui donne un peu d'humidité. En revenant au Pont-Neuf nous arrivons à la *place Masséna* (principale station pour les voitures de louage) entourée d'arcades comme la place Napoléon; on y trouve plusieurs cafés ainsi que le *nouveau cercle Masséna*, établissement magnifique tenu avec un luxe parfait; là commence l'avenue du *boulevard du Prince Impérial* à peine ébauché, mais qui dans peu de temps, prolongé jusqu'à la gare du chemin de fer, sera un des plus magnifiques embellissements de la nouvelle ville.

Laissant l'avenue à notre droite, avec les restaurants Lucullus et Augier, nous avons devant nous la *rue Masséna*, parallèle au quai du même nom, plus abritée contre les brises de mer et les vents d'est, mais trop souvent envahie par les nuages de poussière soulevés par les vents d'ouest. La *rue de France*, qui en est la prolongation, se trouve dans les mêmes conditions. L'hôtel de la Pension Suisse, rendez-vous de la colonie allemande, et la pension Julien se sont établis dans ces parages. A droite des rues Masséna et de France, s'étendent vers la campagne deux quartiers recherchés de préférence par les étrangers, le *quartier de Longchamps* et celui, beaucoup plus étendu, de *Saint-Etienne* : dans le premier sont situés le temple russe, la pension Guilbaud, etc., à l'extrémité du second sera la gare du chemin de fer déjà commencée. Nous mentionnerons encore la campagne d'Alph. Karr, la magnifique villa Bermond avec son vaste jardin d'orangers, demeure habituelle des familles princières, la pension Finella, etc., etc. — Les voies larges et bien aérées de ces deux quartiers, leurs constructions modernes, garnies de tout le confort désirable, leur position abritée contre les vents de N. et N. O. (quoique exposée à ceux d'E. et N. E.), leur proximité de la ville, ont principalement contribué à la faveur dont ils jouissent auprès de nos visiteurs cosmopolites.

Cependant, comme dans ces terrains l'eau se trouve généralement à une profondeur de 1 à 2 mètres et que le soir des brouillards humides s'élèvent de terre, on fera bien d'habiter des premiers ou seconds étages de préférence aux rez-de-chaussée.

Rentrant dans la rue Masséna et traversant la *rue Paradis* ou la *rue de la Croix-de-Marbre*, nous arrivons à notre charmant *Jardin-Public* avec ses échantillons-modèles de la flore de Nice et bordé au midi et à l'est de magnifiques constructions dans le même style que celles du quai Masséna, déjà parcouru; trois hôtels vastes et élégants, recherchés de préférence par les Anglais, s'y font remarquer : l'hôtel de la Grande Bretagne, ayant une très-belle salle de concert, l'hôtel d'Angleterre et celui des Anglais au coin de la promenade de ce nom : de plus, un établissement de bains chauds assez recommandable. Le Jardin-Public ne suffit pas toujours pour contenir la foule élégante qui s'y porte à pied, à cheval et en voiture, surtout les jours et aux heures où la musique militaire s'y fait entendre. Un magnifique palmier, baptisé *l'arbre de Magenta*, en mémoire de la dernière guerre d'Italie, a été transporté au milieu du jardin avec une parfaite réussite.

Ce quartier est très-agréable et très-salubre comme habitation pour des personnes lymphatiques, anémiques, des enfants scrofuleux, etc. — Celles qui souffrent d'une grande irritabilité nerveuse, d'un pouls trop accéléré, d'une tuberculisation déjà avancée feront bien de s'en éloigner.

Partant du Jardin-Public, le long du littoral et jusqu'au pont de Magnan, s'étend la magnifique *promenade des Anglais*, rivale dangereuse en beauté de celle de la villa Réale à Naples. On y jouit des plus délicieux point de vue et d'une brise de mer continuelle. Une longue file de jardins toujours fleuris et de gracieuses villas, parmi lesquelles on distingue les propriétés Diesbach, Orestis, Lyons et Avigdor, en sont le principal ornement, surtout depuis que, par les soins de l'administration municipale, ce rendez-vous continuel du monde élégant a été élargi et embelli d'une manière convenable. Le sol est sec, ayant pour base le gravier empiété sur la mer, mais les vents humides du sud qui y règnent, tempèrent cette condition : quoique dominée principalement par les vents du midi, cette promenade est aussi accessible aux autres vents : les émanations marines que les brises méridionales y portent sans cesse en font un séjour aussi salutaire qu'agréable, mais que les malades, auxquels la salure de l'air marin est contraire, feront bien d'éviter, particulièrement les jours de vents forts. On y trouve l'hôtel Victoria, la pension Rivoir et Marine-Villa. Derrière et parallèlement à la promenade des Anglais, s'étend en même longueur la *rue* ou *route de France* bien recherchée aussi par la colonie d'hiver, en égard au confortable des ses nombreuses constructions protégées contre les vents directs de la mer par une ou deux rangées de maisons : les vents d'ouest, balayant la grande route, y élèvent souvent des tourbillons jaunâtres d'une poussière calcaire tellement fine que les irrigations les plus obstinées ne peuvent en paralyser complétement les effets désagréables. L'hôtel de l'Europe, les pensions d'Italie et Milliet, l'établissement hydrothérapique ainsi que l'asile pour les malades protestants, y sont échelonnés de distance en distance.

Maintenant, donnons un coup-d'œil aux campagnes qui avoisinent la rue de France : ce sont, partant de Saint-Etienne, les *quartiers de la Buffa*, *Croix-de-Marbre* (ainsi nommé à cause d'une croix de marbre érigée en 1568 en commémoration de l'entrevue de François Ier, Charles-Quint et le pape Paul III), *Saint-Pierre* et *Saint-Philippe :* ils sont exposés aux vents d'E. et de N.-E., abrités, en partie, contre ceux de N.-O. et contre l'influence directe de l'air marin. La circulation aérienne parfaitement libre dans ces quartiers, leur exposition en plein midi, contrebalance de beaucoup leur humidité, l'eau se trouvant presque partout à une très-minime profondeur, déjà mentionnée; — en général, ils sont à peu près dans les mêmes conditions hygiéniques que Longchamps et Saint-Etienne. Suivant toujours la rue de France, laissant à droite le *quartier des Beaumettes*, plus élevé et par conséquent plus sec que les terrains qui le limitent, nous arrivons enfin, en traversant le *pont de Magnan*, au dernier point fréquenté par notre colonie étrangère, nous voulons parler de *Sainte-Hélène* : là aussi nous remarquons de superbes villas parmi lesquelles sont à citer les trois villas Gastaud, celle de M. Girard, etc. La beauté et la variété de leurs sites, leurs parcs ombragés et leurs charmants jardins en font de délicieuses habitations loin du bruit et du fracas de la ville, seulement elles sont exposées aux vents d'E. et de N.-E. — Rentrant à Nice par le pont de Magnan, nous ne pouvons nous dispenser de jeter un coup-d'œil sur cette vaste campagne qui sous la forme d'une grande ellipse se trouve enclavée entre la première ceinture de nos montagnes et les quartiers qui longent la rue de France et le Paillon.

C'est le quartier très-étendu de *Saint-Barthélemy*, lequel, se prolongeant jusqu'au pied du versant N.-O. de la colline de Cimiès, prend le nom de *Ray* ; le fond du vallon, nommé *Brancolar*, est un peu à découvert contre les vents du Nord. Cependant, et en général, les villas dispersées dans tout le quartier Saint-Barthélemy, sont bien abritées contre les vents du N. et N.-E. — et même ceux de l'O., grâce à l'interposition des collines de *Bellet*, n'arrivent que bien affaiblis. On doit éviter, du reste, les maisons situées dans la direction des vallons par lesquels, pendant l'hiver, passent des courants d'air froid. A ces quelques objections près, la plupart de ces villas sont aussi saines qu'agréables — plusieurs entr'elles, telles que les villas

Arson, Cessole et Pierlas, sont même de véritables ornements pour cette partie de la campagne de Nice.

Le côté supérieur du quartier Saint-Barthélemy reste en dehors du tracé du chemin de fer ayant sa gare à Saint-Etienne : quoique désirable sous bien des rapports, l'établissement du rail-way viendra nécessairement troubler le calme et la tranquilité champêtre de Nice. — Du côté du Ray, gravissons maintenant la colline de Cimiès, sur laquelle nous trouvons dans des positions très-salubres, très-agréables et parfaitement appropriées au séjour des malades plusieurs villas et deux pensions : Géribtzoff-Orangini et Visconti. La dernière, recherchée de préférence par les Anglais, renferme plusieurs bâtiments administrés par M. Smithers. La colline de Cimiès dont la base comprend les charmantes campagnes du quartier de Carabacel, est protégée contre les vents du N., N.-E. et N.-O. et reçoit, du côté de la mer, les vents du sud beaucoup moins vifs et moins stimulants; en conséquence elle dépasse de plusieurs degrés de châleur la température de la ville, et sa végétation jouit d'une force et d'une richesse extraordinaire. Une route carrossable et directe qui remplacera, sous peu, l'ancienne très peu commode, conduira de Carabacel au couvent de Cimiès, et sera d'un grand avantage et d'un agrément notable pour la colonie étrangère tous les jours croissante, qui recherche ces habitations élevées assez loin de la ville. Une observation réellement étonnante, c'est la modification apportée à l'état des malades qui échangent le voisinage excitant de la mer pour le séjour calme, paisible et l'air plus léger de la délicieuse colline de Cimiès. Les migraines, l'accélération du pouls, les mouvements surexcités du cœur se calment parfois subitement, et le sommeil, quelquefois interrompu depuis longtemps, se rétablit. L'église et le couvent des Récollets, au sommet de la colline, les vestiges de l'antique cité romaine, les ruines de son amphithéâtre, attirent l'attention de tous et prouvent que Cimiès était le lieu de prédilection où jadis l'aristocratie romaine venait souvent jouir des charmes d'un climat délicieux, loin du tumulte des passions et des intrigues. En descendant du côté du Paillon, nous arrivons à Carabacel, quartier plein de charmes, contenant des villas d'un luxe exquis, entourés d'une végétation vraiment tropicale. Par sa position élevée il est moins sujet à l'humidité que les terrains limitrophes. Malgré cela et comme nous l'avons déjà dit, un appartement au premier ou second étage sera toujours préférable à un rez-de-chaussée. De la plupart de ses villas on a des points de vue admirables, la ville et les vagues bleuâtres de la mer formant le fond de ce ravissant tableau. On fera bien de recommander particulièrement ce séjour aux malades souffrants d'une surexcitation nerveuse et sanguine, d'une irritabilité des voies aériennes avec dispositions à l'hémoptysie, aux rhumatisants et goutteux, qui, dans cette serre-chaude naturelle, à l'abri de la poussière, des vents forts et du bruit de la ville, se portent admirablement ; une pension avec jardin (Pension des Etrangers) s'est établie depuis peu dans ce quartier.

De Carabacel nous faisons une excursion jusqu'à la place d'Armes, trop exposée à la poussière et aux vents qui descendent le long du Paillon, pour rendre recommandables les quelques villas disposées pour recevoir des étrangers. De là, longeant toujours la rivière, en passant par les quais de la place d'Armes et Saint-Jean-Baptiste, nous laissons, à droite, derrière l'église du Vœu, le nouvel hôpital militaire et civil de Saint-Roch, le Lycée Impérial, un pensionnat très-recommandable (pensionnat Tisserand) pour les enfants de notre colonie étrangère, et revenons au Pont-Neuf, point de départ de nos excursions sur la rive droite du Paillon.

Si notre tournée a été fatigante, si la relation en a été un peu trop étendue, nous avons l'espoir qu'elle aura servi du moins comme orientation utile et nécessaire, quant au reste, notre consolation réside dans la pensée que nos compagnons de route n'étaient autres que ceux ayant un intérêt spécial à nous suivre.

Récapitulant et généralisant en peu de mots le résultat de notre étude topographique, on peut établir trois zônes, dans lesquelles sont renfermées toutes les habitations de Nice et de sa campagne, savoir :

1re *zône.* — Le voisinage immédiat de la mer, s'étendant le long du littoral, du boulevard de l'Impératrice au Lazaret, aux Ponchettes (qui, protégées par le rocher du Château en forment la partie la plus chaude), au boulevard du Midi, quai Masséna, et promenade des Anglais jusqu'au pont de Magnan. Or cette zône représente le véritable climat d'hiver de Nice : l'air y est tonique, vif, un peu excitant ; elle est exposée, plus ou moins, aux transitions subites de la température, aux vents de la mer, aux bruissements continuels des flots qui viennent se briser ou mourir sur la plage. C'est le séjour le plus salubre pour des personnes bien portantes, pour les enfants, les scrofuleux, les lymphatiques aux secrétions profuses, les rachitiques, les chlorotiques (modérément irritables), les atonies des organes digestifs ; des malades atteints d'épanchements, pleurétiques, d'asthmes catarrhals, de bronchite humide, peuvent de même, sauf certaines restrictions, l'habiter avec fruit.

2e *zône*. — Deuxième série de rues ou de maisons : abritées par une ou deux rangées de constructions, contre l'influence directe de la mer et des vents méridionaux ; elle est principalement composée du Cours, de la rue Saint-François-de-Paule, des boulevards, des rues Masséna et de France, par le commencement de tous les quartiers de la campagne qui avoisinent la rue de France, tels que Longchamps et Saint-Etienne ; l'air y est moins vif, tonique plutôt qu'excitant, l'influence des vents y est modérée. Séjour convenable aux personnes irritables, nerveuses, soumises à une fréquence exagérée du pouls, aux névralgies, aux catarrhes respiratoires, aux rhumatismes, à la goutte, à des faiblesses générales.

3e *zône*. — Cette dernière comprend la campagne plus éloignée de la mer, dans le voisinage des montagnes, y compris la colline de Cimiès. Air beaucoup moins excitant, plus humide, plus calme, plus sédatif ; température plus égale, plus chaude ; abritée contre la violence des vents, contre la poussière qui irrite d'une manière fâcheuse les organes respiratoires ; la situation des maisons au milieu de jardins convient aux tempéraments très-irritables, très-nerveux, avec grande fréquence du pouls et un état fébrile ou inflammatoire, aux dispositions à l'hémoptysie, aux bronchites sèches, à l'asthme nerveux, sec, aux tubercules avancées et à la phthisie active.

Cette classification, peut-être un peu trop généralisée, établit néanmoins un fait patent — plus on s'éloigne de la mer et plus l'air perd de ses propriétes excitantes : maintenant, ce qui reste difficile à prouver, c'est de savoir si l'air de la mer doit ses propriétés a des éléments particuliers dans sa composition chimique, ou plutôt à l'ensemble de la pression et ventilation atmosphérique continuelle qui existe aux côtes maritimes.

Des expériences exactes donnent un démenti à l'assertion que l'atmosphère maritime contient de l'acide chlorhydrique. Du reste, la force extraordinaire avec laquelle se produit la végétation de tout le littoral de Nice, serait déjà une réfutation suffisante à cette supposition.

III.

HYGIÈNE.

Après avoir jeté un rapide coup-d'œil sur le climat de Nice et sur les différences topographiques de sa campagne, nous allons tâcher d'en déduire quelques règles hygiéniques appropriées.

Commençons d'abord par l'*alimentation*. Brillat-Savarin disait : « Dis-moi ce que tu manges et je te dirai qui tu es.» Eh bien, dans cette assertion, frivole en apparence, il y a quelque chose de très-vrai, et les différences nationales des caractères ne sont pas seulement dans le climat, dans l'éducation, dans les habitudes, mais aussi dans le système alimentaire des peuples. Si les Anglais, les Suédois, les Russes, et en général toutes les nations septentrionales se nourrissent d'une manière très-substantielle et très-abondante, s'ils font usage de grosses viandes, de vins capiteux et d'alcools, c'est assurément leur climat froid, leur atmosphère brumeuse qui exige cette manière de vivre. Mais cette alimentation influe en même temps sur le moral ; de là une certaine pesanteur de caractère et une lenteur d'esprit, un tempérament calme et froid. Si les Français, par exemple, sont en général nerveux, irritables, énergiques et d'une vivacité d'esprit toute particulière, cela provient en partie, sans doute, de leur climat plus chaud, plus éclairé par le soleil et par conséquent plus gai, mais aussi de leur nourriture plus légère, plus aromatique et plus compliquée. Si les Italiens, quoique doués d'une grande intelligence naturelle, manquent cependant quelquefois de persévérance et d'énergie d'action, cela tient encore à leur climat plus chaud, plus excitant, plus énervant en conséquence, et toujours aussi à leur alimentation, trop exclusivement végétale. A l'appui de ce que nous venons de dire, nous citerons, pour exemple, parmi les tableaux comparatifs de la consommation de viande, celui de la France et du Piémont.

	FRANCE.	PIÉMONT.
	annuellement et par personne.	
Viandes de bœuf....	k. 3,65	k. 2,27
— vache...	3,09	1,95
— veau	2,17	2,85
— mouton..	1,91	0,65
— brebis...	0,49	0,00
— d'agneau.	0,19	0,17
— porc.. ..	8,66	2,10
— chèvre..	0,06	0,10
— jeunes chèvres (chevreaux).	0.00	0,17
Autres différentes sortes.	0,07	0,00
Total...	20,29	10,26

Le *peuple niçois* est de préférence herbivore. Autrefois sa nourriture se composait presque exclusivement de végétaux, et ce n'est qu'à l'exemple des étrangers qu'il doit son usage plus fréquent de la viande. Or, prenant en considération l'air de Nice, lequel, par sa pureté, sa sécheresse, sa chaleur, sa richesse en oxygène et son mouvement continuel a une certaine influence excitante sur l'organisme (du moins pour les individualités irritables), on comprendra facilement la nécessité d'un régime modérément animalisé afin de se maintenir en bonne santé dans ce climat. Bien que la culture maraîchère y soit encore très-négligée, les *herbes potagères* et les *légumes* abondent et sont d'une succulence toute particulière.

Le *pain*, quoique généralement bon, est un peu trop grisâtre et manque assez souvent du degré nécessaire de cuisson; il reste au-dessous du pain blanc et savoureux qui se fait à présent dans la plupart des grandes villes européennes. Du reste, notons en passant, que le pain contenant du son ou du seigle et plus grossièrement travaillé, est cependant plus digestible que celui de froment pur et trop minutieusement tamisé. Quant aux *patisseries*, sucreries, etc., elles sont parfaites de qualité et à des prix raisonnables; aussi la colonie étrangère fait-elle une consommation notable de gateaux de toute sorte.

Le *lait de vache* n'est pas de première qualité; par défaut de pâturages on est forcé de nourrir les bestiaux dans les jardins et dans les étables au moyen des restes d'herbes potagères, ce qui donne parfois au lait un gout hétérogène et des propriétés nuisibles à la digestion. Le *lait d'ânesse*, recommandé pour sa facilité digestive, est souvent d'une qualité inférieure par suite des fatigues que subissent ces animaux pendant la saison d'hiver, où ils servent de monture aux étrangers, amateurs d'excursions dans la campagne de Nice.

Le *lait de chèvre* quoiqu'un peu lourd est généralement d'une bonne qualité. Les ânesses et les chèvres laitières sont conduites aux portes des consommateurs, afin que leur lait puisse se boire encore chaud; par suite des herbes aromatiques dont les *brebis* se nourrissent en grande partie et qu'elles trouvent sur les montagnes environnantes, leur *lait* est excellent. La majeure partie du *beurre* consommé à Nice vient du Piémont, du reste celui qui se fait dans la campagne est très bon mais en trop petite quantité pour suffire aux besoins toujours croissants de la ville. L'huile d'olive est généralement employé par les indigènes à la place du beurre. La *viande* vendue aux grands consommateurs et aux personnes aisées, est généralement de bonne qualité, mais celle débitée au peuple est souvent fort médiocre : à défaut de grandes prairies, l'élevage des bestiaux est, comme nous l'avons déja dit, impossible à Nice, les bœufs, les veaux, les moutons arrivent encore du Piémont, et cette traversée des Alpes n'améliore pas précisément leurs qualités.

Le *Gibier* n'est ni abondant ni de premier choix ; on ne chasse guère que des bécasses et des perdrix rouges. Quant aux *poissons*, le golfe de Nice en est pauvre : avant l'annexion les lois sur la pêche étaient défectueuses ce qui a occasionné la trop fréquente destruction du frai : les poissons recherchés de préférence sont : le merlan (gadus) le loup, les soles (pleuronectes), les sardines, maquereaux, etc. : les autres sortes plus communes composent la nourriture des gens pauvres. Des anguilles et des écrevisses se trouvent dans certains ruisseaux : les homards sont petits et assez rares. Les *huîtres*, viennent, jusqu'à présent, d'Ostende, de Cancale et de Marennes (huîtres vertes). On doit à l'intelligence de M. Coste, de Marseille, l'établissement d'un grand banc d'huîtres dans le port de Villefranche, qui se prête parfaitement bien à cela : les Niçois mangent beaucoup de mollusques, tels que l'octopode, la sépia, etc.

Le *vin* du pays est capiteux, enivrant, lourd et dispose aux dérangements digestifs ; on le falsifie de différentes manières, la plus commune, qui a pour but d'améliorer son goût et d'embellir sa couleur est d'y mêler du plâtre (on peut facilement reconnaître ce frauduleux mélange, par un dépôt blanchâtre qui se forme dans le vase en y laissant tomber quelques gouttes d'une *solution concentrée de chlorure de barium.*) Le meilleur vin du cru vient des collines de Bellet, de Saint-Isidore et de tous les vignobles qui croissent sur le versant occidental et sur les coteaux situés à l'ouest de Nice. On fera bien du reste de ne faire usage que du vieux et comme vin de dessert seulement, car il est très-stimulant : il existe aussi, mais en petite quantité, du muscat blanc. Malheureusement l'industrie des fabrications en vins a fait à Nice des progrès déplorables ! C'est particulièrement de la Provence et du Languedoc que nous arrivent les vins ordinaires. L'étranger fera bien de boire de préférence du Bordeaux coupé d'eau. *La bière* n'est pas à Nice la boisson en faveur et avec raison, elle ne convient pas au climat et prédispose aux dérangements gastriques, surtout celle qui, analogue aux bières de Lyon, est encore en fermentation. — On a l'habitude à Nice de boire, au repas, de l'*eau minérale*, particulièrement l'*Eau de seltz* artificiel, vendue en siphons, mais fabriquée encore d'une manière assez imparfaite : l'usage continuel de cette eau pendant longtemps, peut prédisposer à des catarrhes gastriques : on se sert encore d'eaux légèrement ferrugineuses telles que : Saint-Galmier, Condillac, Bussang : la plupart des eaux minérales les plus recherchées en Europe, se trouvent à Nice dans un état assez frais.

Les *eaux potables* ne méritent pas de grands éloges; quoique claires en apparence, fraîches et agréables à boire, elles sont pour la plupart séléniteuses, riches en sulphates et carbonates de chaux. Quelques habitants ont l'habitude (très-louable) de faire nettoyer leurs puits l'été, ayant soin de garnir ensuite le fond d'une couche formée de débris de charbon, recouvert d'un lit de gravier, ce qui a pour résultat la purification de l'eau. Par suite de la canalisation encore défectueuse à Nice, les eaux deviennent troubles dès que la pluie tombe pendant plusieurs jours.

Quatre sources principales fournissent la quantité d'eau nécessaire aux besoins journaliers de la population. Pour les habitants de la rive droite du Paillon, c'est la source dite : *Acqua fresca*, située à la place d'Armes sur les bords du torrent ; fournie par les infiltrations souterraines du Paillon, elle prend son origine dans les couches de sable qui environnent la rivière. Les eaux du Paillon sont primitivement bonnes, comme elles se forment par des infiltrations de pluie et par les fontaines, qui versent leurs eaux dans son lit. C'est pourquoi le puits du faubourg Saint-Jean-Baptiste ou la fontaine « *Acqua fresca* » servant à tout le quartier St-Jean-Baptiste, est encore passablement bonne : elle ne contient en effet que 0,146° de mélanges salins parmi lesquels le sulphate de chaux s'élève à 0,039°. — Sur la rive gauche du Paillon, à l'entrée de la place Napoléon, se trouve la *fontaine Saint-Sébastien* fournissant toute la vieille ville. Cette eau serait encore meilleure que l'autre si ce n'étaient les pluies continues qui la troublent et changent sa composition. Par un temps sec elle contient 0,133 de mélanges salins (0,018 sulphate de chaux), après de fortes pluies le chiffre de ses principes fixes est de 0,278 (0,021° sulphate de chaux). L'eau de cette source très-imparfaitement canalisée et par suite filtrant à travers les fondements des maisons, peut s'imprégner de parties hétérogènes à sa nature.

Deux sources, de beaucoup supérieures aux autres en qualité, alimentent le *quartier du Port;* la meilleure, désignée sous le nom de « *fontaine de la ville* » surgit au pied du col de Villefranche et vient se verser dans un bassin à la base de la maison de l'horloge. Ce sont, à Nice les deux seules sources jaillissant d'un rocher granitique : elles contiennent 0,121 de principes salins (0,020 sulphate de chaux, 0,082 carbonate de chaux): on les vend, à cause de leur salubrité, à domicile par abonnement mensuel ; leur transport par la ville dans une voiture chargée d'un grand tonneau et exposé durant le jour au grand soleil ôte à cette eau toute sa fraîcheur.

Depuis quelques années la Comp[ie] Gén[le] des eaux de Nice exploite les divers cours d'eaux ayant leur source dans *le vallon Obscur*, situé au fond N. du quartier Saint-Barthélemy ; elles alimentent la plupart des nouvelles constructions de Carabacel où elles remplacent avec grand avantage l'eau qui servait auparavant, laquelle provenant de la base de Cimiez était imprégnée de principes gypseux très-nuisibles.

Les sources du *vallon Obscur* contiennent 0,213° de substances salines, parmi lesquelles 0,022 sulphate de chaux, 0,161 carbonate de chaux.

Restent encore les *fontaines du quartier de la Croix-de-Marbre*, dépourvues des qualités indispensables pour une bonne eau potable, leur mélanges salins s'élévant à 0,307 (0,098 sulphate de chaux, 0,129 carbonate de chaux).

Les puits de ce quartier sont alimentés par des nappes d'eau souterraines qui s'étendent de la base des collines jusqu'aux bords de la mer: l'élévation accidentelle de cette dernière ainsi que le défaut de renouvellement et d'écoulement suffisants rendent ces eaux d'une qualité inférieure.

Sans la présence de l'acide carbonique dans toutes les eaux de Nice, les sels calcaires qu'elles contiennent seraient insolubles et par conséquent elles deviendraient tout à fait indigestes. Nice étant un séjour de prédilection pour les constitutions lymphatiques et scrophuleuses, on comprendra facilement l'immense importance d'une eau potable de bonne qualité; l'usage constant d'une eau trop calcaire pourrait neutraliser l'influence salutaire que le climat exerce sur les vaisseaux lymphatiques.

Dans ce qui précède, nous avons donné quelques renseignements généraux sur les substances alimentaires de la contrée; malheureusement l'art culinaire est arrivé à un tel degré de raffinement, surtout en France, qu'il est devenu presque impossible de reconnaître l'aliment servi à une des nombreuses tables d'hôtes de Nice ou des autres villes de France, tellement son caractère primitif, simple et naturel se trouve métamorphosé.

Qu'il nous soit permis en terminant ces généralités d'en déduire quelques conclusions y ayant trait.

La plupart des hommes *mange trop* et souffre en conséquence, plus ou moins, d'une digestion laborieuse qui trouble leur santé en général et les rend peu disposés aux travaux de l'esprit. Assez généralement encore et surtout en France *on mange trop chaud;* la respiration et la digestion sont des moyens tout-à-fait suffisants pour la création et la conservation de la chaleur animale, on a nullement besoin d'y ajouter encore ce malheureux système d'une alimentation chaude, continuellement composée de bouillon, de café, de thé, de cette légion interminable de boissons ou tisanes, toutes plus chaudes les unes que les autres ! rien de plus affaiblissant pour l'estomac que cet abus; la muqueuse gastrique se ramollit peu à peu et fonctionne mal, — c'est la source capitale du catarrhe gastrique et de la constipation habituelle, de cette indisposition presque, et pour ainsi dire, nationale en France.

La majorité des français ont une constitution nerveuse et irritable, cette prépondérance du système nerveux a pour causes: leur climat, leur hygiène, leur genre d'éducation ; — en conséquence, la production de chaleur organique est poussée chez eux à l'excès. Leur peau a une température très-élevée, surtout chez les femmes et de préférence sur le trajet de la colonne vertébrale : ce grand centre nerveux étant continuellement soumis à l'influence d'une congestion et chaleur excessive acquiert une sensibilité anormale; peu à peu une pression exercée sur la colonne vertébrale devient même douloureuse, de préférence entre les épaules (*irritation spinale*); toute la congestion se portant vers l'épine dorsale, les extrémités, les pieds et les mains deviennent froids, par suite de cette circulation imparfaite du sang. — De là, cette grande faiblesse des jambes, cette fatigue générale, particulièrement le matin, et occasionnée soit par la position nocturne sur le dos, soit par l'inaction musculaire pendant le sommeil, tandis que le soir, le jeu des muscles ayant pendant la journée activé la circulation du sang des centres vers la périphérie, cette sensation douloureuse diminue considérablement : preuve irrécusable que la faiblesse, quelquefois extrême, des dames nerveuses est causée plutôt par une suppression maladive des forces vitales existantes, suite d'une congestion dorsale, que par un état de faiblesse réelle.

De là encore ces plaintes si nombreuses et en même temps si variées, de douleurs, de spasmes, de dérangements dans les fonctions de presque tous les organes; ce sont les nerfs de ces organes qui souffrent de sensations plus ou moins pénibles, parceque la moelle épinière, siége de leur origine, souffre elle aussi d'une sensibilité anormale, suite d'une congestion chronique !

Malheureusement la plupart des médecins consultés sur cet état maladif, expliquent ces cas, en supposant une chloro-anémie, un manque de sang, une faiblesse générale de l'organisation, et prescrivent, en conséquence, une nouriture composée d'aliments très-azotés, des bouillons consommés, des grosses viandes, du vin, des eaux ferrugineuses, etc.! —Mais a-t-on jamais vu guérir par un traitement pareil, une seule de ces nombreuses jeunes femmes lesquelles, sans porter un mal local dans un organe quelconque, souffrent cependant sans cesse d'une faiblesse nerveuse qui les fait maigrir, paralyse la force de leur volonté, qui, en changeant leur caractère, les rend capricieuses et jette un élément de tristesse jusque dans leurs plaisirs.

Et pourtant, *on peut les guérir!* et il est même facile de mettre un terme à leurs souffrances sans recourir pour cela aux médicaments, d'abord : un lit assez dur avec absence complète de plumes, — se lever et se coucher de bonne heure, — se soumettre à un régime alimentaire froid de préférence, — matin et soir du lait froid, à dîner un rôti, du poisson, légumes, un plat sucré, — pour boisson, de l'eau froide pure ou légèrement coupée de Bordeaux, — pas de boissons chaudes, ni bouillons, ni thé, ni café, ni tisanes! — Il est évident qu'on ne saurait mettre en pratique, dès le principe, une telle méthode alimentaire, ce n'est que graduellement et petit à petit que les personnes d'une constitution affaiblie et énervée devront s'y assujétir. — Qu'on ajoute encore à ce système une gymnastique convenable (la gymnastique suédoise de préférence) et un traitement hydrothérapique plus ou moins complet, c'est-à-dire gradué. Commencer d'abord par des ablutions d'eau froide, à l'aide d'une grosse éponge, sur le trajet de la colonne vertébrale (matin et soir), afin d'arriver progressivement au drap mouillé et ensuite à l'immersion du corps, pendant quelques minutes seulement, dans une baignoire à moitié remplie d'eau froide. — Bien dirigé et scrupuleusement observé, ce traitement nous a presque toujours parfaitement réussi; ajoutons encore que, sous l'influence d'une alimentation plutôt végétale qu'animale, le pouls se calme, le sommeil se rétablit, la digestion devient plus facile, et, comme conséquence forcée, l'embonpoint reparaît.

Il est bien entendu que si je blâme en général une alimentation trop animale, trop azotée, je recommande encore plus aux étrangers qui viennent à Nice, un régime *modérément* animalisé. — Dans les pays septentrionaux, un homme adulte a besoin d'à peu près trois parties de légumes ou de pain pour une partie de viande (préférablement grosse viande, telles que viande de bœuf ou de mouton). Dans les pays méridionaux, les légumes peuvent être encore dans une plus forte proportion et la viande doit être de préférence viande blanche (veau, agneau, poulet).

Ce régime alimentaire conviendra donc à tous ceux qui viennent habiter les contrées méridionales; si par contre, ils se livrent aux plaisirs gastronomiques, s'ils font usage de vins capiteux et de liqueurs fortes, leur vie sera de courte durée, ou si elle se prolonge, les névroses, les congestions sanguines, les affections locales des organes digestifs et une foule d'autres maladies ne peuvent manquer de les assaillir et de les conduire au tombeau!

Maintenant, disons quelques mots sur *l'habillement* à Nice. L'étranger voyant un ciel toujours serein, une température si douce que pendant l'hiver le baromètre monte autant de degrés *au-dessus* de zéro qu'il tombe *au-dessous* dans la plupart des pays étrangers, ce nouveau venu se sent tout naturellement porté à s'habiller très-légèrement.

Or, qu'il n'oublie pas que ce même soleil qui le réchauffe, ajoute aussi considérablement à sa sensibilité, qu'il y a entre ses rayons et l'ombre des différences notables de température (quelquefois vingt degrés), quee des vnts s'élevant tout-à-coup occasionnent de brusques changements atmosphériques, — qu'immédiatement après le coucher du soleil, les vapeurs humides retombent avec une certaine violence sur la terre, et qu'enfin les matinées et les soirées sont assez généralement fraîches à Nice. Prenant en considération l'ensemble de toutes ces circonstances, on fera bien de porter sur la peau un gilet de flanelle ou de soie, au moins de coton ; aux dames nous recommandons spécialement des chemises de coton, dont elles se trouveront parfaitement bien.

Pour les promenades et excursions on devra se précautionner d'un plaid, d'un châle ou d'un par-dessus, enfin d'un vêtement quelconque que l'on puisse endosser dès qu'on passera du soleil à l'ombre, qu'on s'exposera à un courant d'air.

L'intensité des rayons solaires exige encore un chapeau à larges bords et une ombrelle en toile (doublée) si on veut se garantir de ce qu'on appelle vulgairement un coup de soleil. Les yeux, surtout s'ils sont sensibles, demandent aussi bien une protection contre l'excès de la lumière et la poussière par des lunettes à verres fumés (au 1er degré) ; des verres trop foncés exerceraient sur l'organe de la vue la même influence fâcheuse, qu'une lecture continuelle au crépuscule. — Pour fortifier la peau et pour aider à la conservation de la santé générale, on fera bien d'employer tous les matins en sortant du lit des *lotions à l'eau froide*, faite avec une éponge ou une serviette rugueuse ; un bain tiède intercalé de temps en temps, même pendant l'usage des bains de mer, ne sera pas nuisible.

Le choix de *l'appartement* qu'on devra habiter est

aussi de première importance : quant à sa situation topographique nous en avons parlé assez longuement, reste seulement à indiquer quelques notions particulières pour la maison même. Le plein midi est indispensable, — pour l'hiver cela se comprend facilement, attendu que c'est l'unique position qui nous procure un soleil complet et en même temps les brises de mer si salutaires pour tant d'organisations, mais encore pour l'été la même position est toujours préférable, soit pour jouir des vents de la mer, qui pendant cette saison amènent de la fraîcheur et une légère humidité, si agréables à cette époque de chaleurs, soit pour se protéger autant que possible contre l'intensité des rayons solaires. Cet astre passant alors aux régions supérieures du ciel ne pénètre que fort peu, par les fenêtres exposées au midi. — En général on évitera les rez-de-chaussée et les entre-sol : les premiers, à cause de la poussière et de l'humidité (si la maison n'est pas voutée) ; les seconds, à cause de leur peu d'élévation qui n'offre pas à l'air une circulation suffisante. On devra aussi éviter les constructions trop nouvellement achevées qui peuvent parfois occasionner des rhumatismes, quoique les murailles sèchent très-promptement à Nice. Nous devons signaler en passant un autre inconvénient de la localité, nous voulons parler du système, très-insalubre, de vidange des latrines, qui se répète beaucoup trop souvent et d'une manière si déplorable, que toute la maison est remplie d'émanations infectes: espérons que cela durera peu et qu'on adoptera à ces opérations nocturnes le système inodore mis en usage dans toutes les grandes villes de l'Empire.

Comme le quart de la vie, sinon le tiers, se passe dans les *chambres à coucher,* elles devront, par conséquent, être vastes et spacieuses, protégées contre le soleil couchant qui les rendrait trop chaudes pour la nuit : des lits avec sommiers élastiques et des draps de coton : éviter autant que possible l'emploi des moustiquières, qui empêchent toujours la libre circulation de l'air pendant le sommeil, dans ce cas fermer les persiennes et les fenêtres à la nuit tombante et avant d'entrer avec une bougie ; si par suite d'une peau trop délicate on est forcé nonobstant de recourir aux moustiquières, qu'elles soient du moins d'une étoffe de tulle aussi légère que possible.

Le *chauffage* est encore une question assez importante à Nice. Le bois de chêne et d'olivier est celui dont on se sert généralement ; le coak est aussi parfois employé, mais on évitera autant que possible les autres charbons qui corrompent facilement l'atmosphère par l'acide carbonique et le gaz oxide de carbone, qui s'en échappent pendant leur combustion, émanations malsaines au plus haut degré. Il est difficile, pendant l'hiver, d'élever la température d'un appartement, le matin et le soir, à 12 ou 15° centigrades au moyen d'une simple cheminée, presque exclusivement en usage à Nice.

On a beaucoup fait la guerre aux cheminées, outre qu'elles ne chauffent pas assez, elles fument souvent, si on s'en approche trop, on se rôtit par devant et on gèle par derrière ; malgré toutes ces récriminations, fort justes du reste, elles offrent cependant un avantage incontestable, celui de renouveler plus radicalement l'air dans les appartements, sans compter qu'elles ne donnent aucune mauvaise odeur et que leur chaleur tempérée est en rapport avec la douceur du climat. Néanmoins les étrangers trop sensibles au froid pourront faire usage de cheminées dites prussiennes ou de poêles de Marseille, en poterie blanche vernie.

Les habitants des pays septentrionaux, passant l'hiver à Nice, sont beaucoup plus frileux que les indigènes. Le système du chauffage en usage dans les pays du Nord rend la peau plus sensible et on remarqua, pendant la campagne de Russie (1812), que les italiens souffraient moins du froid excessif que les autres soldats de l'armée. D'un autre côté, dans les pays froids, les précautions les plus minutieuses sont prises, tant à l'intérieur qu'à l'extérieur, pour se garantir de cet hôte désagréable, tandis que ces mêmes précautions sont complètement négligées dans les contrées méridionales où l'hiver n'est considéré que comme un accessoire d'un laps très-court et très-peu rigoureux. A cet effet et pour finir, nous citerons le mot très-juste du czar Paul « En Russie on voit l'hiver sans le ressentir : en Italie on le ressent sans le voir. »

Le vent et la poussière qui vont toujours de compagnie, si le temps est sec, ont à Nice une influence beaucoup plus nuisible que le froid, sur certains malades ; aussi nous leur conseillerons de s'abstenir complètement de sortir lorsque le vent souffle avec violence. Par bonheur on est très-rarement forcé de renoncer à sa *promenade*, remède salutaire et souverain, qui active la circulation, favorise la régénération du sang, fortifie le système musculaire et les organes respiratoires ; — seulement on observera, de ne pas commencer la promenade du matin avant dix heures et de ne pas prolonger celle du soir après quatre heures ; il y a, par jour, deux températures bien distinctes, mais comme ce changement s'opère avec une exacte régularité il sera facile de se prémunir, soit contre le froid, soit contre la chaleur de certaines heures. Les différents modes de promenade sont : en voiture, à cheval et à pied, ce dernier est sans contredit le meilleur et le plus agréable, car il permet de parcourir les divers jardins, de suivre de charmants petits sentiers, de gravir les collines, en un mot, de varier à l'infini les plaisirs de la promenade.

Les routes carossables offrent bien moins d'agréments et sont d'ailleurs très-limitées, en voici la nomenclature : la *route du Var*, le *vallon de Magnan*, le *chemin de Saint-Barthélemy*, de la *colline de Cimiès*, la *route de Saint-Pons* et *Saint-André*, longeant la rive droite du Paillon ; sur la rive gauche, la *grande route de Turin*, celle de *Gènes* (route de la *Corniche*, une des plus pittoresques de l'Europe). La *vieille* et la *nouvelle route de Villefranche* (promenade ravissante toujours côtoyant le littoral), la *colline du vieux Château*. Mais s'il fait du vent qu'on se garde des voitures découvertes, et qu'on n'oublie jamais de diriger ses promenades selon la direction des vents, par ce moyen on trouvera toujours quelques endroits plus ou moins abrités contre l'impétuosité des courants d'air.

La compensation la plus naturelle de la promenade est la *gymnastique* : elle est d'une importance réelle et supérieure, soit pour la conservation de la santé en général, soit pour la guérison des maladies chroniques. Les occasions d'exercer cette pratique ne manquent pas à Nice ; aux personnes en bonne santé ou souffrants d'une faiblesse constitutionnelle générale, je recommande à cet effet l'établissement gymnastique Pichery, et la gymnastique de chambre, décrite dans le charmant opuscule du professeur Scherer (Gymnastique de chambre, Leipzig, sixième édition). Ce sont des mouvements combinés, exécutés par les groupes musculaires, qu'on laisse fonctionner séparément ; seulement s'il existe une maladie locale des organes, l'exercice général musculaire deviendrait dangereux ; dans ces cas, il faut employer la gymnastique médicale localisée (gymnastique suédoise), pratiquée à Nice depuis plusieurs années, avec beaucoup de distinction et de succès, par le professeur Oppermann.

Parmi les élements sanitaires que possède Nice, *les bains de mer* occupent une place importante ; en traitant de la météorologie nous avons démontré que, par sa position exceptionnelle entre la mer et les Alpes, ses brises de mer et ses vents des montagnes, cette ville jouissait en été d'une température très-modérée, ne surpassant pas une moyenne de 22 à 23° centigrades pendant les trois mois les plus chauds. Nice aurait par conséquent le privilége spécial d'être en même temps une des meilleures stations de bains de mer, si la réunion de plusieurs circonstances contraires ne venait pas diminuer cette prépondérance... le manque d'ombre et le trop de poussière. On vient à Nice de préférence pendant l'hiver, on y recherche avant tout le soleil, rien que le soleil. De cette conséquence, il résulte que la plupart de ses promenades manquent d'arbres et d'ombre, ce qui expose les visiteurs d'été à l'influence directe et dangereuse des rayons du soleil.

Comme la Méditerranée est sans flux et reflux (la petite différence d'à peu près six pouces étant insignifiante), la mer est en général très-calme dans la baie de Nice, surtout en été et pendant les jours où les vents forts du S. ne soufflent pas, mais aussi par suite on est privé de cette atmosphère hydrosaline, de cette poussière marine qui donne la force aux poumons, active la circulation et amène une vive réaction. D'un autre côté, aux jours de grands vents, les bains de mer sont à peu près impossibles, les baigneurs étant rejetés violemment sur le galet de la plage par l'impétuosité des vagues. La composition pierreuse de cette plage, si douloureuse pour la plante des pieds, nécessite de mettre des sandales pendant le bain, accessoire très-incommode à la gymnastique si salutaire de la natation, pour les nageurs de médiocre force bien entendu.

Un autre inconvénient, est l'inclinaison très-prononcée des bords de la mer, de manière qu'on perd pied tout-à-coup, après quelques pas à peine, ce qui exige de minutieuses précautions de la part des personnes qui ne savent pas nager. Cependant, au Lazaret (boulevard de l'Impératrice), nous trouvons une plage plus sabloneuse et d'une pente graduelle très peu sensible, où l'on devait fonder un grand établissement de bains, malheureusement cela est resté, jusqu'à présent, à l'état de projet.

Après avoir énuméré les inconvénients des bains de mer à Nice, mentionnons aussi les avantages : la Méditerranée est beaucoup plus riche en parties salines que toutes les mers septentrionales. Sur cent parties d'eau les proportions salines sont :

Pour la mer Baltique . . . . 2, 2.

Pour la mer	du Nord	3, 3.
id.	la Manche.	3, 6.
id.	Atlantique.	3, 8.
id.	Méditerranée.	4, 1.

Notons en passant, que les bains de mer en général, contractant la peau par l'impression du froid, ne la mettent pas dans les conditions favorables à l'absorption des mélanges fixes ; seulement, la Méditerranée contient aussi, outre ses principes fixes, et en plus grande proportion que les autres mers, des substances très-actives, qui s'évaporent et sont absorbées pendant le bain par les organes respiratoires ; tels sont : l'iode, le chlore, le bromure de sodium et de magnésium.

L'absence du flux et reflux permet de se baigner à toute heure ; la prolongation de l'été fait durer plus longtemps la saison des bains, qui est ordinairement de la mi-avril jusqu'à la mi-octobre, ce qui est impossible dans les mers du Nord, la température de l'Océan étant au-dessous de celle de la Méditerranée, qui s'élève en proportion avec la température de l'air à Nice. Or, la promenade, après le bain, dans cet air plus doux offre, par conséquent, plus de chances d'une réaction complète chez les organisations faibles et anémiques, réaction d'autant plus franche et entière, que les bains seront de plus courte durée ; deux à cinq minutes suffisent, dans la pluralité des cas. Les bains trop prolongés, très à la mode à Nice, à cause de la température si modérée de l'air et de l'eau, sont presque toujours nuisibles ; en privant le corps de trop de chaleur organique, ils l'affaiblissent, diminuent la force de réaction et prédisposent, en conséquence, aux congestions internes, tandis qu'un bain d'immersion, un plongeon de quelques minutes, fortifie les nerfs par son choc, active la circulation et diminue la congestion des organes en activant la circulation capillaire dans la peau. Considérant l'ensemble des avantages, en rapport supérieurs, que présentent les bains de Nice, on comprendra qu'ils se recommandent particulièrement aux constitutions faibles, aux femmes délicates, nerveuses, anémiques, aux enfants lympathiques, scrophuleux.

Les personnes qui ne peuvent supporter les bains froids trouveront des bains d'eau de mer chauffée dans tous les établissements ad hoc de Nice. Le chemin de fer de Toulon à Nice, qui touche à son accomplissement, attirera, sans aucun doute, une foule considérable de baigneurs, ce qui rendra d'une nécessité absolue la création d'un vaste établissement contenant des salles de réunion, de conversation et de lecture, analogue aux constructions de ce genre répandues sur les plages septentrionales, surtout en Allemagne; alors Nice, au climat si doux, au ciel si pur et serein pourra aspirer au premier rang comme station de bains de mer, et son golfe azuré sera le rendez-vous de prédilection de la société européenne.

L'eau de la mer peut encore être employée comme *médication interne:* un litre d'eau de la Méditerranée contient 40,930 parties fixes composées de :

27,220	grammes	chlorure de sodium.
6,140	id.	id. de magnésium.
7,020	id.	sulfate de magnésie.
0,150	id.	id. de chaux.
0,200	id.	carbonate de chaux et de magnésie.
0,200	id.	acide carbonique.

En dehors de ses parties salines, l'eau de mer contient encore une matière limoneuse, phosphorescente et grasse au toucher ; les algues, les poissons, les crustacées y faissant des détritus nauséabonds, qu'il faut enlever d'avance, ne pouvant pas calculer leur effet thérapeutique d'une manière exacte; à cet effet on passera l'eau dans un filtre de papier, ou on la laissera reposer dans une bouteille quelques heures avant son emploi. A une dose élevée l'eau de mer agit comme purgatif (analogue à l'eau de Fridrichshall); à petite dose elle stimule l'appétit et favorise la nutrition organique en général, elle agit de la même manière que les eaux salines chlorurées, comme médicament résolutif; à ce titre, et en raison de ses principes iodurés, chlorurés et bromurés (bromure de sodium 0, 10, brom. de magnés. 0, 03), elle n'est pas sans importance dans les affections scrophuleuses, dans les engorgements des viscères abdominaux, les catarrhes de la muqueuse des organes respiratoires, les bronchites chroniques; quelques heureux résultats thérapeutiques, obtenus par l'eau de mer dans les affections tuberculeuses des poumons, devraient encourager les médecins à des essais répétés en ce sens.

La plage de Nice, du moins celle dite boulevard de l'Impératrice, se prêterait aussi très-bien à des *bains de sable chauffé par le soleil*, qui rendent parfois un service notable dans le traitement des scrophules et du rachitisme.

A proximité de Nice, on trouve aussi des *eaux minérales en assez grande variété;* à 8 ou 10 lieues de distance, sont les eaux chaudes sulfureuses du vallon de Lancioures entre Roccabilière et Saint-Martin-de-Lantosca, tout près des fertiles campagnes de Barthemont, dans un site agreste, entouré de magnifiques forêts de châtaigniers. L'histoire et la tradition s'accordent à constater l'existence d'un ancien établissement thermal à Barthemont, du temps des Romains. Les sources contiennent du gaz acide hydrosulfurique, de l'hydrosulfate de soude, hydrochlorate de soude, sulfate de chaux, sulfate de soude et de silice, et jouissent d'une ancienne renommée contre les affections de la peau et du système lymphatique. A côté des sources de Saint-Jean-Baptiste et de Saint-Julien (d'une température de 30 et 24° centigrades) est encore une source froide, dite Saint-Michel, contenant les mêmes principes. L'efficacité reconnue des sources sulfureuses de Roccabilière devrait nécessairement amener à la création d'un établissement thermal convenable, mais, hélas ! jusqu'à présent il n'existe pas même une bonne route carrossable pour y conduire. Leur proximité de Nice, la pureté de l'air qu'on y respire, la fraîcheur qui règne là pendant l'été, des ombrages magnifiques, des promenades admirablement variées y attireraient bientôt des habitants de Nice et une bonne partie de la colonie étrangère.

Revenant de Roccabilière par Barthemont, on trouve encore des eaux très-légérement minéralisées, très-légères au pèse-liqueur, mais fortement gazeuses et piquantes, raffraîchissantes et fort agréables au goût; elles ont aussi une grande renommée comme diurétique. Ces eaux gazeuses remplaceraient avec avantage, comme boisson de table, l'eau de seltz artificielle préparée à Nice d'une manière assez défectueuse.

Il y aurait encore beaucoup à dire sur les sources minérales des environs de Nice, qui, jusqu'à présent ne sont pas exploitées, car nous trouvons encore des sources chaudes sulfureuses à Plan-sur-Plan, au territoire de San-Salvador; à Isola-Buona, le long de a Nervia, en allant à Pigna, au lieu dit Gantet. En plusieurs autres endroits on trouve en outre des eaux salées, possédant des bancs de plâtre, en dessous desquels l'eau s'échappe imprégnée de muriate de soude. De plus, il y a des sources ferrugineuses à Puget-Théniers, quartier de Breuil; comme elles sont attenantes à une mine de charbons de pierre, elles contiennent abondamment du fer dissous par l'acide sulfurique, de l'argile et du sulfate calcaire et ont par conséquent une saveur fortement astringente.

Mais pour utiliser ces diverses sources aux propriétés variées, il faut d'abord et avant tout la création des routes départementales, créations dont le gouvernement s'occupe du reste sérieusement et qui rendront toutes ces localités d'un accès facile.

Revenons à Nice et donnons encore quelques notices générales sur *les divers établissements créés dans l'intérêt des malades.* Dans un vaste et beau jardin de la rue de France, est un établissement hydrothérapique assez en vogue parmi les étrangers; dans la même rue, et plus près de la ville, est situé le jardin d'acclimatation (jardin zoologique), où, vers la fin du mois de mars on trouve du petit lait de vache, de chèvre et de brebis ainsi que les diverses espèces de petit lait médical (au tamarin, crême de tartre, etc.); on peut encore se procurer du petit lait dans le Jardin-Public. Un mot encore des *bains hydrofères et d'air comprimé;* sur ce sujet quelques lignes explicatives nous semblent nécessaires. C'est au docteur Sales Gironds, à Pierrefonds, qu'on doit l'invention assez ingénieuse de faire respirer l'eau (soit douce, soit de mer, soit des eaux minérales naturelles ou de solutions métalliques), réduite à une poussière humide d'une extrême finesse; pour effectuer cette pulvérisation microscopique il employe un petit appareil portatif que l'on peut se procurer à peu de frais. Quoique cette méthode d'inspiration soit à présent d'un usage presque général dans beaucoup d'établissements thermaux de France, depuis quelques jours une telle salle d'inhalation vient d'être ouverte à la promenade des Anglais. Quoique des guérisons hors de doute, ont été obtenues par cette méthode, des discussions récentes au sein de plusieurs sociétés médicales, jettent l'incertitude sur l'existence de ces faits, en prétendant que les liquides respirés de cette façon ne pénètrent nullement dans les ramifications bronchiques des poumons, mais se précipitent plutôt dans l'arrière gorge. L'expérience n'est pas encore suffisamment acquise pour trancher la question.

Le docteur Mathieu (de la Drôme) applique le même principe à l'emploi des bains qu'il nomme hydrofères; comme la physiologie semble prouver que la peau de l'homme plongé dans un bain médical quelconque, ne laisse pas pénétrer à l'intérieur les substances minéralisées que l'eau tient en solution, le docteur Mathieu fait placer le malade dans une caisse de bois hermétiquement fermée, ne laissant passage qu'à la tête, qui demeure en dehors; puis au moyen d'un appareil analogue à celui du docteur Gironds, dont nous venons de parler, il soumet les patients à une aspersion continue, afin d'obtenir, par cette nouvelle méthode, une absorption plus active; or, on peut à peu de frais, se procurer des bains d'eaux minérales naturelles, deux ou trois bouteilles de liquide suffisent pour un bain hydrofère; — toutefois nous répéterons encore, qu'une expérience plus longue est nécessaire pour juger sérieusement de l'efficacité de cette méthode. — Quant à l'établissement pour *l'inhalation d'un air plus comprimé que l'air normal*, nos observations et notre expérience nous le font recommander particulièrement dans deux sortes de lésions pulmonaires — l'emphysème des poumons, résultat d'une bronchite chronique, et la compression du tissu pulmonaire, suite d'un épanchement pleurétique.

En examinant les *effets de la respiration de l'air comprimé* sur notre organisme, nous observons : 1° que les cellules aériennes des poumons se dilatent plus complètement pendant la respiration ; 2° que la quantité des inspirations diminue ; 3° que la fréquence du pouls, restant toujours en proportion fixe avec les mouvements respiratoires, se ralentit ; 4° que la circulation veineuse et capillaire est activée ; 5° que la régénération organique s'augmente, fait prouvé par l'accroissement de l'acide carbonique exhalé, par l'augmentation de la secrétion d'urine et de l'appétit ; 6° que l'irritation des centres nerveux augmente par suite de l'influence d'un sang plus artériel. — Tout cela prouve qu'en changeant le degré de la pression de l'air respiré, on obtient principalement des modifications dans la circulation et la nutrition. Ce traitement respiratoire sera donc employé, de préférence, s'il s'agit de régler la circulation ainsi que d'activer l'énergie de la nutrition. L'appareil de ce système consiste dans une grande cloche en fer garnie de vitraux très-épais, dans laquelle l'air comprimé pénètre au moyen d'un tuyau placé à sa partie inférieure ; un second tuyau, fixé à la partie la plus élevée de la cloche, fait sortir l'air dans une certaine proportion, en sorte que l'air respiré se trouve continuellement renouvelé. La compression de l'air inhalé se régularise à l'aide d'un manomètre. Ordinairement on ajoute à l'air atmosphérique la pression d'une demi-atmosphère. Six personnes peuvent en même temps être soumises à ce bain d'air, commodément assises dans la cloche sur des fauteuils et s'occupant soit à lire, soit à causer ; la séance est de deux heures. Les bains d'air comprimé ne jouissent pas à Nice d'une vogue proportionnée à leur valeur thérapeutique.

Un établissement pour les *inhalations gazeuses*, tel qu'il en existe dans plusieurs thermes de France et d'Allemagne, nous fait ici défaut, cette absence est fort regrettable, car, par cette méthode, on pourrait souvent accélérer des guérisons qui marchent lentement lorsqu'on se fie un peu trop à la seule influence du climat, qui manque souvent d'efficacité dans les maladies des organes respiratoires.

En terminant notre esquisse hygiénique, mentionnons encore l'existence des trois *hôpitaux* de Nice : 1° L'hôpital de *Saint-Roch*, nouvellement rebati dans un style gracieux et convenable, est le plus ancien et le plus vaste ; la moitié de l'édifice est consacrée aux malades civils, l'autre moitié comprend l'hôpital militaire ; 2° l'hospice de la *Charité*, situé au fond du quartier de Longchamps, est d'une beauté de construction presque monumentale ; le rez-de-chaussée est disposé pour les orphelins. Lors de notre visite nous y trouvâmes 50 garçons et 60 filles ; le premier étage sert comme hospice de la vieillesse, 30 lits d'hommes et 20 de femmes s'y trouvaient disposés ; l'édifice entier est assez grand pour donner asile à 300 malades ; les dortoirs sont spacieux, bien aérés et la nourriture et l'entretien convenables; le 3me de ces établissements de bienfaisance est la *maison de santé de la route de Turin* (rue Victor) sous l'administration de l'hôpital de la Croix; les rétributions, payées par les malades, s'élèvent, selon la chambre qu'ils occupent, à 1 franc 50 centimes, 3 francs et 5 francs par jour. Les jeunes gens étrangers et gravement malades, n'ayant point leurs parents à Nice et manquant des soins convenables dans leur demeure feront très-bien, à notre avis, d'entrer dans cette maison de santé.

Les malades de la religion protestante trouveront un asile destiné à leur réception, dans la rue de France.

On a beau décrire, énumérer tous les avantages et les désavantages de Nice, rappeler tout ce que la nature offre d'utile et de sanitaire dans ce pays privilégié, indiquer toutes les précautions et garanties à prendre contre le froid, le vent, le soleil, etc., il y existe malheureusement un élément d'un danger extrême et tout-à-fait particulier pour la santé, et, pour le combattre, nous ne pouvons rescrire qu'une résignation et qu'une force de volonté ferme et durable; — nous voulons parler des *plaisirs*, *de la société* à Nice, plaisirs qui poussent et se multiplient avec plus de force que sa végétation! des dîners, des soirées, des bals, des théâtres, des concerts et de toute cette kyrielle de distractions recherchées avec avidité sans égards à leurs suites souvent si funestes; la chaleur des salles, les conversations animées, la privation de sommeil, la transition brusque de la température à la sortie de ces lieux trop chauffés — qu'elle chaîne interminable de dangers! — qu'elle série d'influences nuisibles!

On aura beau s'en prendre au climat si on trouve après une saison d'hiver passée à Nice, pendant laquelle on se sera livré à tous les plaisirs dangereux que nous venons de signaler, y ajoutant encore une nourriture trop azotée, des boissons trop excitantes et enfin ces mille et mille petites tracasseries sociales et intérêts de vanité et d'orgueil inséparables de la vie moderne du grand monde, si on trouve, disons-nous, que la maladie au lieu de cesser, continue, en frappant d'une manière toujours plus intense aux portes de notre existence !

« Le soin de notre santé n'est pas seulement un intérêt, c'est encore un grave devoir, car il est rare que d'autres existences ne soient pas enchaînées à la notre par leurs affections où leurs besoins. »

Signalons encore une habitude pour ainsi dire contagieuse et qui n'est pas sans danger : *celle de quitter Nice dès le mois de mars ;* à peine que la dernière et plus grande folie sociale, le Carnaval, la *bataille des confetti,* a eu lieu, ouvrant les portes à la semaine Sainte, que la bruyante extravagance des plaisirs commence à devenir plus calme, que la quantité des voitures qui tous les soirs brûlaient le pavé, devient plus restrainte, — qu'un véritable *sauve-qui-peut* pour nos hirondelles étrangères prend naissance, qui s'envolent à tire-d'aile de tous les côtés !

Les malades plus sérieux vont à Palerme, à Pise ou à Rome et leur émigration est un peu justifiée par la violence tenace des vents du nord-ouest (mistral), qui soufflent parfois à cette époque, ayant pour complément obligé des tourbillons de poussière fort désagréables ; les malades...... *bien portants* vont à Paris, pour jouir des dernières distractions de la société parisienne, dont les salons restent plus longtemps ouverts qu'à Nice; d'autres, séduits par le désir de visiter le berceau des beaux-arts se rendent à Florence.

Or, il reste certain que tous ces départs prématurés plus ou moins rapides, sont en général nuisibles pour la santé.

Partout, principalement à cette époque, on trouve des températures beaucoup plus basses qu'à Nice. Le printemps est d'ailleurs mauvais et variable partout, et, pour les poètes seuls, c'est la saison privilegiée aux rêves délicieux ! En réalité il est froid, humide et venteux.

Par conséquent, il serait bien plus sage *de rester à Nice jusqu'à la fin mai, comme aussi d'autre part, d'y arriver vers la fin septembre.* Les constitutions les plus sensibles n'ont rien à craindre de la chaleur à Nice avant la fin de juin, passé cette époque, les personnes qui auraient à souffrir de la température plus élévée et qui ne voudraient pas trop s'éloigner de Nice en vue de leur retour pour l'hiver, trouveront des positions très-agréables et plus fraîches soit dans les villas situées sur les montagnes environnantes, soit dans des établissements destinés spécialement au séjour d'été. *La Chartreuse de Pesio* entre autres, établissement hydrothérapique et maison de plaisance, offre un séjour d'été bien recommandable. On y arrive en passant le col de Tende (Alpes Maritimes) et suivant la route jusqu'à Coni; là, une voiture de l'établissement vient prendre les voyageurs et en deux heures les conduits à destination. La Chartreuse de Pesio, comme son nom l'indique, était jadis un couvent, maintenant transformé en un vaste hôtel, au centre d'une vallée délicieuse et entouré d'une forêt de châtaigniers. On y rencontre une bonne société, un confort et des prix satisfaisants pour des exigences raisonnables.

Nous appuyant sur les résultats du thermomètre et hygromètre, nous avons caractérisé le climat de Nice comme chaud et médiocrement sec, guidés par le baromètre, nous avons démontré que l'air, analogue à celui de toutes les plages maritimes, subit ici une pression plus forte et que, par conséquent, un air plus condensé, relativement plus riche en oxygène, entre dans nos poumons à chaque respiration. Nous avons encore ajouté que l'air y est d'une pureté excessive, suite du flux et reflux aérien, régulier et diurne, que Nice doit à sa position, entre la mer et les montagnes, que des vents plus ou moins forts tiennent son atmosphère dans un mouvement continuel et que les rayons solaires la réchauffent presque sans interruption ; or, on comprendra que si le climat de Nice est d'un côté essentiellement salutaire et tonique, il contient d'autre part un principe excitant.

On a essayé de beaucoup d'explications plus ou moins erronées pour définir cette excitation que quelques personnes ressentent pendant leur séjour à Nice— surexcès d'électricité atmosphérique — surabondance d'ozone dans l'air,—évaporations de gaz chlorhydrique, de iode, de brôme, passants dans son atmosphère par suite des vents qui soufflent du côté de la mer, etc. Tout cela, suppositions vagues et sans preuves, donc les qualités que nous avons définies antérieurement expliquent d'une manière tout-à-fait suffissante ce mélange excitant du climat de Nice.

D'après tout ce qui précède on comprendra facilement qu'un tel climat ne peut être indifférent ou insignifiant, il faut qu'il exerce une influence ou salutaire ou nuisible sur l'organisme, aussi nous avons cru utile de mettre en parallèle le résumé des avantages et des désavantages déjà décrits d'un séjour hivernal à Nice.

Ses avantages consistent dans une température plus chaude des sept mois d'hiver, dans son air sec, riche en oxygène, d'une pureté excessive et d'un mouvement continuel, dans le nombre plus grand de ses jours de soleil et dans la rareté de la pluie et des brouillards, dans sa végétation riante, riche, fleurissante sans interruption, qu'on rencontre à chaque pas et qui vous séduit souverainement, dans ses promenades journalières en plein air, enfin dans la société choisie et distinguée qu'on y rencontre, et qui se compose de la haute aristocratie et des sommités intelligentes et artistiques de l'Europe.

Ses désavantages sont fondés plutôt par rapport à des causes spéciales — dans l'agitation continuelle de son atmosphère, son air quelquefois trop sec et trop pénétrant, du moins au printemps où les vent de N.-O. répandent des courants d'air froids, dans les brusques changements de sa température, suite de l'arrivée subite de ces mêmes vents, dans le froid glacial de son ombre, sa poussière quelquefois insupportable, dans l'humidité de l'air aux heures du lever et du coucher du soleil et enfin dans ses rapports sociaux trop bruyants par fois, transformant les nuits en jours et excitant d'une manière nuisible les constitutions nerveuses et affaiblies.

Après cet exposé comparatif et impartial, nous aurions encore *beaucoup à souhaiter et à désirer* pour Nice, destinée par la nature même à devenir un temple de refuge pour les santés délicates et les constitutions délabrées de l'Europe.

Elle manque de promenades ombragées, la plupart des chemins qui sillonnent la campagne, sont des deux côtés bordés d'interminables murailles, garde-champêtres incorruptibles, mais qui dérobent la vue de la belle nature et concentrent la chaleur et la poussière. La majorité des bancs qui garnissent les promenades publiques (la promenade des Anglais excepté) sont en pierre, véritable inconvénient pour la santé, si on ose s'y asseoir. Sur toute la plage, absence complète de pavillons publics, espèces de reposoirs où l'on peut jouir des brises de la mer par un rapprochement plus immédiat, quelquefois si salutaire pour les organes respiratoires. Il manque un établissement convenable de bains de mer, un *cursaal*, qui servirait comme point central de réunion à la nombreuse société. Dans les environs et sur la plupart des lieux visités de préférence par les étrangers, soit pour leur site ravissant, soit pour leur salubrité, on ne trouve d'hôtels ou du moins de petits établissements où les promeneurs pourraient prendre quelques raffraîchissements. Malgré l'accroissement des constructions et la rapidité de la bâtisse, la quantité des appartements ne nous paraît pas encore en rapport avec la foule toujours croissante des étrangers qui affluent de toutes les parties de l'Europe; l'organisation interne même des nouvelles constructions, leur système de chauffage laisse encore beaucoup à désirer; — mais à quoi bon toutes ces critiques, qui pour la plupart n'auront plus raison d'être dès que l'immense réseau des chemins de fer européens aura étreint Nice dans ses mailles, ce qui ne tardera guère à se réaliser; alors la concurrence plus active poussera l'esprit de spéculation à une énergie plus vigilante, et ceux qui donnent et ceux qui prennent s'en trouveront beaucoup mieux.

Les *prix de revient d'un séjour à Nice* augmentent tous les ans, quoiqu'ils ne surpassent pas encore beaucoup ceux des stations recherchées d'Allemagne, de France et de la Suisse; ici, comme partout, on crie au voleur, mais on paye. L'augmentation la plus sensible est celle du loyer des appartements, cet état de choses se modifiera par l'accroissement multiplié des constructions depuis quelque temps; les prix des domestiques sont aussi trop élevés en égard surtout à leur valeur, capacité et aptitude, qui semble être presqu'en raison inverse de leurs prétentions. Comme le climat demande impérieusement de la modération dans la manière de vivre, les dépenses culinaires ne sont pas excessives. De même, les soirées, en général, ne sont pas ruineuses; quant aux frais de toilette, comme ils sont purement arbitraires et dépendent du bon plaisir de chacun, nous ne les portons pas en compte. Donc, en résumé, une saison d'hiver à Nice, calculée et basée exclusivement sur les intérêts de la santé, peut avoir lieu sans dépenses fabuleuses, et, toutes proportions gardées, à un prix assez modéré, raisonnable et acceptable.

IV.

PATHOLOGIE.

—

L'air de Nice, quoique essentiellement tonique, contient pourtant un principe plus ou moins excitant; il a, sous ce rapport, quelque ressemblance avec une eau minérale ferrugineuse. En général, les personnes très-irritables, qui ont habituellement le pouls fréquent, ne se portent pas bien à Nice. Peu de temps après leur arrivée, surtout s'ils habitent le voisinage de la mer, l'accélération du pouls s'augmente encore et ils sont saisis de hémicranies (migraines), de névralgies dentaires, de palpitations, d'insomnies : cette excitation de tout le système nerveux, empêche les malades de satisfaire à une tendance prononcée au sommeil, des obstructions surviennent, et, comme conséquence de l'ensemble de toutes ces altérations, résulte une lassitude générale. A cette excitation nerveuse, contribue en partie la clarté de la lumière solaire et de ses reflets sur les parois calcaires des maisons, l'œil en devient surexcité; d'autre part, l'insolation quelquefois si forte vers le milieu du jour, n'excite pas moins d'une manière directe le cerveau et principalement l'occiput : des lunettes foncées et un parasol en toile peuvent facilement prévenir ces influences nuisibles.

On a voulu soutenir que bon nombre d'étrangers, peu de temps après leur arrivée à Nice, tombent malades avec des symptômes de maladies aiguës, desquelles ils ne se relevaient plus. La plus exacte statistique prouve le contraire; si, par exception, de tels cas léthals surviennent, ils concernent des étrangers souffrants d'une désorganisation très-avancée, et qui déjà, avant leur départ, étaient candidats d'une mort prochaine, car on ne les envoie quelquefois de pays très-lointains, que pour les faire mourir à Nice. Privés de forces vitales, fatigués au plus haut degré par un voyage prolongé, ils subissent assurément à leur arrivée l'influence excitante de l'air de Nice et succombent quelquefois en peu de jours.

En général, la plupart des étrangers, après un choix convenable d'un appartement, après un séjour de quelques journées, commencent à s'acclimater: les symptômes d'une excitation nerveuse s'appaisent et l'influence salutaire du climat se fait valoir. On comprend la difficulté d'activer la faculté perspiratoire de la peau, la circulation capillaire, l'inervation supprimée, dans un climat septentrional, où la nature est forcée, pour se débarrasser des principes maladifs, d'activer le travail des poumons, des reins, des intestins, qui souvent, par suite de l'excès du travail, sé et excrétoire, se congestionnent et deviennent malades. A Nice, au contraire, les fonctions de la peau subissent un accroissement considérable, et par la vitalité périphérique plus activée, les organes internes sont délivrés de leurs congestions. Ceci est d'autant plus important, que la plupart des maladies chroniques prennent naissance dans une altération plus ou moins considérable des sécrétions de la peau, laquelle entraîne des dérangements dans la circulation périphérique capillaire et dans les fonctions du système nerveux. La possibilité de séjourner la plus grande partie de l'hiver en plein air et de se promener continuellement, fortifie les muscles, détourne les congestions du cerveau et des organes internes, modifie la prédominance anormale du système nerveux, active les fonctions des organes respiratoires et de la peau, normalise et régularise le sommeil.

La médecine physiologique de nos jours s'occupe de préférence du contrôle de l'échange et de la transformation des éléments organiques (Stoffwechsel) dans l'état normal et maladif de l'homme; elle examine avec un soin tout particulier les fonctions et les produits des quatre organes, qui font le travail principal des sécrétions et excrétions dans l'organisme — des poumons, des reins, des intestins et de la peau, et elle calcule avec tout le détail possible les défauts qui peuvent se trouver dans leurs fonctions : le climat de Nice offre aux médecins une occasion intéressante, de faire des observations dans ce sens.

On ne peut pas soutenir que le climat de Nice donne une prédisposition marquée pour une classe quelconque de maladies. L'air salubre, l'exercice du corps, la sobriété habituelle et la bonne humeur inspirée par l'aspect de cette nature toujours fleurissante et délicieuse, tendent merveilleusement à maintenir la santé et à prolonger la vie. Comme on ne trouve nullement à Nice un climat tropical, cette ville jouissant plutôt d'un hiver modérément chaud et d'un été modérément frais, on n'y connaît pas les maladies des pays méridionaux. Son atmosphère ne favorise pas non plus la formation des miasmes, son mouvement continuel les chasse, son terrain poreux aide à leur résorption. Par conséquent, les maladies endémiques et épidémiques n'ont jamais pris à Nice une grande étendue, des proportions très-graves, puisque les vents continuels chassent tout aussitôt les exhalaisons pernicieuses de la terre. On peut certifier que les habitants de Nice jouissent en général d'une bonne santé. Les maladies, en comparaison avec d'autres pays y sont rares, et la plupart des individus vieillissent sans avoir subi d'autres altérations dans leur santé, que celles qui sont de courte durée. Les maladies leur viennent en grande partie par suite des conditions malsaines de la vieille ville avec ses rues trop étroites, sans ventilation suffisante et continuellement ombragées, ses maisons trop élevées, son manque de propreté, où on laisse quelquefois les ordures pendant des journées entières au rez-de-chaussée des maisons dans des fosses tout ouvertes, en partie d'une mauvaise nourriture, de l'abus des boissons alcooliques et des excès de tout genre.

La mortalité dans les environs de Nice est minime, elle s'élève à 2, 71 décès pour 100 habitants : dans la ville même elle est plus élevée: la moyenne de la vie s'élève à Nice pour les hommes à 29 ans 1 mois, pour les femmes à 31 ans 7 mois : de 10 enfants nouveaux nés meurent à Paris 8, à Nice 7. La partie du département des Alpes-Maritimes qui avoisine la mer est entièrement libre de crétinisme; on n'en trouve que dans les dépendances des Alpes-Maritimes, et même là, dans la petite proportion de 0,92 pour 10,000 habitants.

Voyons à présent la *différence du développement des maladies à Nice suivant les diverses saisons :*

Pendant l'*hiver*, qui a en moyenne une température

de 9°, 3 centigrades, prédominent les catarrhes, les coryzas, les angines, les bronchites, les pneumonies, les pleurésies. En général les inflammations du tissu pulmonaire lui-même sont beaucoup plus rares que les affections de la plèvre, qui se forment de préférence pendant les brusques changements de température des mois de mars et d'avril. Pendant la marche d'une angine les amygdales se couvrent quelquefois, adoptant le caractère diphthéritique, d'une pseudomembrane grisâtre ; les enfants sont soumis alors en même temps à des attaques de croup ; cependant ces deux affections ne prennent jamais à Nice un caractère aussi pernicieux que dans le nord de l'Europe.

Les brusques changements de température, qui surviennent quelquefois pendant le *printemps*, par suite des courants d'air violents, qui viennent de l'ouest et du nord-ouest donnent à cette saison un caractère plus malsain, quoique la moyenne de sa chaleur s'élève jusqu'à 12 et même jusqu'à 14 degrés : la mortalité au printemps et en été est par conséquent plus élevée qu'en automne et en hiver à Nice. Le printemps est la saison des pleurésies et des fièvres exanthématiques : la rougeole et sa compagne, la coqueluche, attaquent alors les enfants, quoique d'une manière assez bénigne : dans cette saison règnent aussi la scarlatine, la petite vérole, compliquées d'angines plus ou moins fortes. Lorsque Nice appartenait encore au Piémont, la vaccination n'était pas de rigueur : dès qu'une épidémie de petite vérole éclatait, tout le monde se hâtait de se faire vacciner. C'est probablement à cause de cet état de choses, que Nice a subi plusieurs épidémies malignes et étendues de petite vérole : dans celle de 1829 — 3,045 individus ont été saisis de la maladie, dont 519 ont succombés, en moyenne 17,04 décès sur 100 malades. En 1859, il règna de même une épidémie très-étendue : on en voit encore les traces sur beaucoup de figures.

L'été, qui est très-tempéré à Nice et qui ne dépasse pas en moyenne 23 degrés centigrade, dispose pourtant aux maladies gastriques, aux dérangements de la digestion. Les paysans souffrent alors souvent d'une gastrite chronique, suite de leur position inclinée, en travaillant la terre avec la pioche, et de leur nourriture à moitié crue et de mauvaise qualité. Pendant l'été se développent quelquefois des fièvres gastriques, bilieuses, des hépatites, des fièvres typhoïdes. Les dernières, quoique en général moins léthales que dans les pays du nord, les surpassent pourtant souvent par l'intensité du délire, la fréquence du pouls et la chaleur brûlante de la peau. — Dans la même saison on rencontre des cholérines d'une nature sporadique, pendant lesquelles les vomissements et diarrhées prennent quelquefois des proportions assez dangereuses. Le choléra asiatique a sévi quatre fois d'une manière épidémique contre la population de Nice. La plus forte épidémie fut celle de 1835 : d'une population de 33,811 habitants 396 personnes furent atteintes de la maladie, dont 225 ont succombé et 171 ont été guéries : l'épidémie montrait alors un caractère asphyctique, et beaucoup de monde succombait après une attaque de 24 heures. L'épidémie de 1842 fut beaucoup plus modérée ; 80 malades seulement succombèrent. Celle de 1852 se montrait encore moins léthale, mais l'épidémie de 1855 fut sinon très-étendue, pourtant très-mortelle. — L'intensité de la lumière solaire, s'associant quelquefois avec la poussière, favorise pendant l'été le développement d'opthalmies plus ou moins intenses. Elles se bornent quelquefois à de simples conjonctivites, mais dans des cas plus graves elles s'élèvent a des surexcitations de la rétine, qui peuvent être suivies d'une amaurose complète.

L'automne a une température qui dépasse rarement en moyenne 12 à 13 degrés de chaleur et se caractérise par des variations atmosphériques et par des pluies équinoxiales, qui tombent parfois avec une abondance extrême. C'est alors qu'on observe le développement de diarrhées, de dyssenteries violentes, de rhumatismes tenaces et opiniâtres. La complication du rhumatisme avec une affection du cœur, si fréquente dans le nord, est très exceptionelle à Nice; un système d'habillement convenable est dans ce climat la garantie la plus sûre contre le rhumatisme.—Pendant l'automne se développent à l'embouchure du Var des fièvres intermittentes, quelquefois en épidemie assez étendue, favorisées par la stagnation de ce fleuve mal canalisé: les travaux étendus de l'endiguement du Var les feront disparaître : on trouve de même de temps en temps quelques cas de fièvres intermittentes aux quais du Port et chez les habitants des maisons qui avoisinent le «Rauba Capeu.» : Les quartiers de Saint-Roch, Riquiez, Longchamps et Saint-Etienne, quoique plus ou moins humides, en sont exempts.

Parlons encore des *maladies chroniques*, qui sont sans rapport direct avec les saisons.

On pourrait s'étonner de ce que la *chlorose* soit assez répandue parmi les habitants de Nice — assurément la raison de cet état anémique ne tient pas aux qualités du climat, qui est au contraire excellent pour le manque de sang, mais son développement s'explique par la nourriture exclusivement végétale des pauvres gens, trop appauvrissante pour le sang, et par l'état malpropre et malsain de leurs habitations.

Les maladies *cutanées*, *dartreuses* sont de même assez répandues dans les environs de Nice; quelquefois elles se développent pendant l'été par suite des bains de mer trop prolongés et pris trop fréquemment: en d'autres cas, parce qu'on néglige radicalement les soins de la peau, qui se trouve dans un état de transpiration continuelle; quelquefois une nourriture composée principalement de poissons salés et de liqueurs trop fortes, dispose à des éruptions cutanées sous la forme d'une roséole, pityriasis, psoriasis, eccema, herpes. La gale est assez rare parmi les indigènes.

La rareté des *calculs urinaires* est vraiment étonnante dans le département des Alpes-Maritimes: la congestion rénale est détournée, leur action sécrétoire calmée par suite de l'augmentation de la transpiration, avec laquelle elle est en proportion antagoniste. Dans les pays froids et humides, où les fonctions de la peau sont continuellement supprimées, comme en Angleterre, en Hollande, dans la France septentrionale, les maladies calculeuses sont au contraire très fréquentes. — Par la même raison, la *goutte* est assez rare à Nice, puisqu'elle doit son origine surtout aux défectuosités des fonctions de la peau: quand elle y existe, elle se montre habituellement sous sa forme régulière (celle du podagre), sans saisir, comme dans le nord, les organes les plus différents de l'organisme d'une manière quelquefois aussi bizarre que dangereuse.

Comme le développement des maladies du système lymphatique est favorisé de préférence par un climat froid et humide, les *scrophules* et le *rhachitisme* devraient être deux formes pathologiques assez rares à Nice. Mais vis-à-vis de ce climat tonique et vivifiant, de cet air chaud et sec, il faut tenir compte des conditions au plus haut degré anti-hygiéniques, que présente la vieille ville, du manque total de soleil, de la stagnation et infection de l'air dans ses rues sombres et tortueuses, de la négligence totale des soins de la peau, de la nourriture trop peu azotée des Niçards, de l'eau potable contenant trop de sels calcaires — et alors on a le droit de s'étonner plutôt que le chiffre des affections scrophuleuses et rachitiques ne s'élève pas à une plus haute proportion parmi les enfants, qui habitent la rive gauche du Paillon. Qu'on ajoute à cela, que c'est l'usage à Nice d'envelopper chaque enfant nouveau-né du haut en bas avec des bandages, qui rendent les mouvements des extrémités difficiles au plus haut degré et gênent la libre circulation du sang, et qu'on continue cette dangereuse pratique, d'entourer et d'entortiller les enfants avec ces bandages compressifs jusqu'à la fin de leur première année. L'aspect des enfants nés sur la rive droite du Paillon, dans le quartier des étrangers, où l'air se renouvelle suffisamment et où il y a assez de soleil, est beaucoup meilleur que celui des enfants de la rive gauche. Du reste, s'il existait à Nice des proportions plus élevées de rachistisme, les accouchements rendus difficiles par des déformations du bassin, seraient plus fréquents, mais ils sont au contraire très-exceptionnels.

En opposition avec ce que certains auteurs modernes

ont affirmé, nous pouvons assurer avec la plus stricte exactitude, que les *tubercules des poumons* et leur résultat habituel, *la phthisie pulmonaire*, sont très-rares parmi les habitants de Nice, et encore plus rares parmi les indigènes de la campagne. Le développement des tubercules est favorisé par un climat froid et humide, celui de Nice est essentiellement chaud et sec. Pourquoi donc attribuer au climat ce petit nombre de cas tout-à-fait exceptionnels qu'on rencontre à Nice et encore presque exclusivement dans la classe la plus basse et la plus pauvre. Des deux hôpitaux principaux de Nice, Saint-Roch et Sainte-Croix, où on envoie de préférence les phthisiques pauvres de la ville, les cas de mort par tubercules des poumons se bornent à 2,95 pour 100 décès dans le premier, à 6,81 pour le second, proportion minime en comparaison de la moyenne des hôpitaux des pays du nord. Et qu'on n'oublie pas, que la plupart de ces cas concernent la classe la plus inférieure, qui manque dans ses rues sombres et étroites d'air, de soleil, de propreté, d'habillements convenables et d'une alimentation suffisante, ou qui s'abandonnent à l'abus des boissons spiritueuses, aux excès moraux et physiques, que ces cas proviennent encore en majorité de rhumes ou d'inflammations de poitrine négligées! Et malgré toutes ces influences délétères la proportion de la phthisie est très-minime à Nice, et entre ces peu de cas ce n'est qu'une petite minorité qui prend un développement aigu. Si le climat de Nice dispose à certaines maladies des organes respiratoires, c'est tout au plus aux affections inflammatoires de ces organes, comme le prouvent encore les listes des décès dans les deux hôpitaux de Nice où ces maladies se trouvent dans la proportion de 24,06 pour Saint-Roch, de 21,27 pour Sainte-Croix. Le climat favorise aussi les *hémoptisies :* une habitation trop rapprochée de la mer est dangereuse sous ce rapport et on voit à la suite d'une telle position quelquefois survenir des crachements de sang chez les tuberculeux, qui jusqu'à ce temps en étaient exempts.

Le climat de Nice dispose de même, dans une moindre proportion du reste, *aux attaques apoplectiques,* accidents souvent immédiatement léthals. Nice est un pays où l'on vit très-longtemps et où l'on meurt très-vite. Des vieillards, qui ont dépassé la 60° année forment presque un vingtième de la population. En France on ne compte en général que 1 vieillard de 80 à 90 ans pour 480 habitants, à Nice on en rencontre dans une proportion beaucoup plus élevée : de 106 vieillards des deux sexes, qui meurent, 80 atteignent l'âge de 60 à 80 ans, 26 de l'âge de 80 à 90 ans, exemples extraordinaires de longévité.

La mortalité en général ne s'élève pas d'une manière excessive ni à la période de développement (puberté) ni à celle de l'involution (cessation des règles).

Tous ces détails nous prouvent, que le climat de Nice est d'une salubrité incontestable, quoique les personnes d'une irritabilité nerveuse prédominante, d'une tendance prononcée aux inflammations doivent l'éviter.

Avant de trancher la question, si importante pour beaucoup de poitrinaires, de s'avoir s'il est utile et convenable de conseiller le séjour de Nice aux malades tuberculeux, il faut auparavant s'entendre sur le *caractère pathologique du tubercule.* On sera peut-être étonné d'apprendre que les médecins n'ont pas encore reconnu d'une manière exacte le caractère intime, la nature pathologique de la tuberculose, la maladie la plus répandue sur la terre, qui tue par an plus d'individus que la guerre la plus sanglante et atroce, et qui plus est ne fait pas ses ravages parmi la vieillesse, mais moissonne dans l'âge d'or de la vie, parmi la jeunesse ! Hélas, il faut avouer que cet état de chose n'a pas cessé d'exister.

Encore récemment la science prétendait que les tubercules naissent par suite d'une dyscrasie, maladie spécifique du sang, qui se caractérise par l'infiltration tuberculeuse des tissus. Les recherches microscopiques nous ont démontré, que la masse tuberculeuse consiste, en dehors des éléments normals des tissus, en une aggrégation de parties amorphes et de corpuscules tuberculeuses, sorte de granulations d'un caractère particulier. Par suite d'une altération dans la qualité et la quantité du sang, cette masse, disait-on, est déposée par le sang dans les différents tissus et organes de notre corps. En harmonie avec cette théorie, on proposait, comme traitement de la maladie tuberculeuse, de purifier le sang, le foyer supposé des dépôts tuberculeux, en activant les organes sécrétoires et en prescrivant des eaux et des médicaments résolutifs, comme l'iode, ce résolvant par excellence, soit pour l'usage intérieur où extérieur, soit en inhalations, les alcalins, les eaux d'Ems, les cures de raisin, etc., etc.

Mais on oubliait, que le sang, étant très-variable dans sa composition, il faut plutôt chercher les conditions de cette variabilité hors du sang même, en peu de mots, que les altérations du sang et leur influence sur la nutrition de notre organisation, sur la fonction de nos tissus ne sont que secondaires.

La *tuberculose* est plutôt un état pathologique qui dépend d'une anomalie de la nutrition générale, et il faut chercher les conditions de son existence dans les parties élémentaires de cette nutrition, dans la cellule organique. Le point de départ, l'unité de toutes les actions vitales se trouve dans le germe embryonal de l'œuf: en lui repose le développement physiologique de l'organisation future, de même que la disposition pathologique des maladies héréditaires: il contient de même les conditions du développement futur de la tuberculose héréditaire. Pour que ces conditions se remplissent, il faut que la cellule, qui forme la base de la maladie, souffre d'une faiblesse primitive de son organisation, état dans lequel la dépense de la matière organique surpasse sa régénération. Cette tendance régressive donne à la cellule organique le germe d'une décadence précoce, et en conséquence les tissus et les fonctions des organes n'ont pas assez de résistance pour la conservation intacte de la vie. C'est pourquoi au développement de la maladie tuberculeuse peuvent disposer toutes les influences affaiblissantes, qui ont une action destructive, aiguë ou chronique, sur la nutrition organique en général et même les impressions morales accablantes: ceci explique l'immense propagation de la tuberculose, soit héréditaire, soit constitutionnelle ou accidentelle. Des observations prouvent, que souvent les cartilages des trois premières côtes sont trop courts et contiennent des points d'ossification, portants de cette façon préjudice au développement de la partie supérieure et moyenne du thorax, qu'ils rendent presque immobile et incapable pour suffire aux mouvements respiratoires : de cette façon s'explique le commencement si fréquent des tubercules dans les sommets des poumons. A la suite de cet état pathologique, les muscles inspiratoires et expiratoires se développent d'une manière incomplète, le thorax reste applati, il en résultent des excavations extérieures dans la région sous-claviculaire, la capacité des poumons diminue, ce que prouve le spiromètre, et les nerfs respiratoires fonctionnent d'une manière défectueuse. Par suite des mouvements respiratoires incomplets, la circulation du sang devient imparfaite, des congestions se forment, les vaisseaux restent remplis d'un sang insuffisamment décarbonisé, des affections catarrhales, sous-inflammatoires, surviennent, enfin la nutrition du tissu cellulaire en souffre, ses cellules perdent de leur vitalité et à la fin leurs éléments organiques se décomposent et tombent en décadence.

Si, comme nous le soutenons, le tubercule des poumons n'est pas préformé dans le sang, si la tuberculisation est plutôt la conséquence d'une involution rétrograde, cela prouve aussi qu'elle est *la suite et non pas la cause de la décadence organique*, de la dissolution, décomposition et mortification précoce des tissus élémentaires.

On comprend, que la possibilité d'une guérison des tubercules repose alors dans la *régénération*, dans l'augmentation des forces vitales, trop affaiblies pour suffire à la nutrition organique. C'est consolant, que l'anatomie pathologique nous prouve, qu'on peut arrêter la tuberculisation, même à un état déjà très-avancé. Mais qu'on ne cherche pas, pour atteindre ce résultat, des remèdes spécifiques — les médecins qui les cherchent prouvent qu'il ne comprennent pas la nature intime de la maladie. Il faut plutôt tâcher de fortifier la nutrition générale, en activant les fonctions du système lymphatique et de l'appareil respiratoire, comme toutes deux sont d'une haute importance pour le renouvellement et la revivification du sang — on atteindra ce but par un climat chaud et sec, un air pur et un régime tonique et fortifiant, par la gymnastique médicale, de préférence la gymnastique dite suédoise, par l'eau froide appliquée avec grande précaution, l'huile de foie de morue, etc., etc. Si un tuberculeux, subissant ce traitement, commence à engraisser, il y a beaucoup de chances de sa guérison radicale.

Voyant le développement des tubercules des poumons dépendant d'une concurrence de diverses influences affaiblissantes, d'un climat froid et humide, d'un air impur, d'un manque de soleil, d'une nourriture insuffisante, d'un défaut d'exercice, on comprend les chances de guérison que le climat de Nice offre par ses qualités toniques et revivifiantes, en supposant qu'il n'existe chez le malade qu'une prédisposition générale à cette affection, qu'il soit de préférence d'une constitution lymphatique ou qu'il souffre tout au plus de tubercules au premier degré de leur développement. *Qu'on se garde bien d'envoyer des tuberculeux au second degré de leur maladie à Nice,* le même air chaud, sec et vif, si salutaire pour la guérison de la désorganisation commençante des organes respiratoires, agira comme un élément irritant, nuisible, dangereux, si les tubercules sont déjà dans la période du ramollissement; il favorisera les hémoptysies, *et les malades succomberont plus vite à Nice, que s'ils étaient restés dans leur pays natal.* Les tuberculeux qui souffrent d'une fréquence trop exagérée du pouls, de hémoptysies, de congestions vers la tête et le cœur courent le plus grand danger sous l'influence du climat de Nice.

D'autre part on a lancé contre Nice, comme séjour pour les malades poitrinaires, des inculpations multipliées, qui manquent de fondement ; nous ne demandons ni cet excès de haine, ni un excès d'amour ! On a soutenu, par exemple, que ce séjour était au plus haut degré dangereux à cause de la sécheresse excessive de l'atmosphère — nous avons prouvé, que cette sécheresse n'est pas du tout extrême : — à cause du mouvement continuel de l'air de Nice, de ses vents d'O., de N. O., de sa poussière insupportable, des brusques changements de température — nous avons démontré, que l'ensemble de toutes ces circonstances mentionnées n'existe dans un degré vraiment nuisible pour les poumons que dans les mois de mars et d'avril, qu'alors en effet le *malade poitrinaire* fera mieux de rester quelques jours chez lui, que du reste ces deux mois sont partout de mauvaise qualité. Quant au mouvement de l'air doux et modéré, presque continuel à Nice, suite du flux et reflux aérien régulier qui y existe, c'est plutôt un élément salutaire pour les poumons, le calme continuel de l'air n'étant pas salutaire pour des organes qui souffrent déjà d'une inactivité, d'un manque d'énergie dans leurs fonctions. Quant à l'affirmation, que l'air de la mer est imprégné d'une matière saline trop irritante pour les poumons des poitrinaires, nous avons prouvé qu'elle n'en contient aucune et que même cette imprégnation, si elle existait en réalité, ne serait qu'utile ! — Du reste, la majorité des malades séjournant à Nice appartient aux pays septentrionaux et est accoutumée à des changements de température infiniment plus brusques que ceux qu'on rencontre à Nice.

Pour les malades poitrinaires, le choix d'un appartement convenable est d'une haute importance : s'ils ne souffrent ni d'excitation nerveuse ni d'irritabilité générale, si leur pouls n'est pas trop agité, s'ils n'ont pas de dispositions pour la fièvre, pour une toux sèche où des hémoptysies, ils utiliseront avec avantage le voisinage de la mer, autrement ils feront mieux de se caser à Longchamps ou Saint-Etienne, à Saint-Barthélemy, Carabacel où sur la colline de Cimiès, quartiers où il n'y a pas de poussière, où l'air est moins vif, où on trouve peu de vent et beaucoup de soleil. Ces malades feront aussi bien, si les voyages fréquents ne leur sont pas contraires, de ne séjourner à Nice que du mois d'octobre jusqu'à la fin du février et de s'installer pour le mars et avril à Pise, à Rome où à Palerme, endroits plus humides et moins sujets que Nice à l'influence des vents et au changement de la température pendant le printemps.

Comme il n'existe pas de climat, qui convienne à l'ensemble des malades chroniques, on ferait mieux de diviser *toutes les stations d'hiver en deux classes générales*, entre lesquelles on peut choisir pour les différentes formes de maladies, qui se présentent au médecin. Il y a des climats moux, humides, qui exercent une influence calmante, sédative sur les malades et conviennent parfaitement bien aux personnes sujettes à une irritabilité générale, à une surexcitation nerveuse avec tendance fièvreuse et disposition inflammatoire : parmi ces *climats sédatifs* nous mettons en première ligne l'île de *Madère*, qui jouit d'un air humide, d'une chaleur toujours égale. Mais le séjour sur cette île ne sera pas toujours le moyen le plus juste pour obtenir des améliorations réelles et permanentes dans l'état des malades : son action est analogue à une serre chaude; — des personnes, à une période avancée de la phthisie, peuvent y végéter pendant plus long temps qu'ailleurs, mais en le quittant ils ne supporteront plus les moindres variations atmosphériques sans éprouver une aggravation de leur maladie; parmi les malades, qui quittent cette île momentanément soulagés il y a une grande mortalité ensuite. Le climat de Madère convient dans les cas où le repos des organes respiratoires est de première nécessité, où il y a une action inflammatoire. S'il s'agit d'une prédisposition héréditaire où d'un état stationnaire, quiescent des tubercules, un air plus sec, plus vif, plus agité, donnant un exercice modéré aux organes respiratoires, est plus avantageux. — Nous rangeons en outre parmi les climats sédatifs, *Palma*, la capitale de Majorca (îles Baléares), destinée à faire un jour une concurrence dangereuse à l'île de Madère, avec laquelle elle offre beaucoup d'analogie, mais quelle surpasse par sa position rapprochée (à 8 heures de distance de Barcelone) : nous y comptons de plus plusieurs villes d'Espagne, comme *Barcelone, Malaga, Valentia :* puis *Alger* (assez humide mais très-inconstant dans sa température) ville qui offre du reste tous les agréments d'une vie parisienne. Nous ajoutons en outre aux climats sédatifs *Malte*, puis *Pise*, ville dont le climat est assez chaud mais trop humide, et qui en outre est dépourvue d'une végétation méridionale et de promenades convenables, *Rome*, trop séduisante pour les invalides par ses églises, musées et antiquités, qu'on ne peut pas visiter sans danger à cause de la température glaciale qui règne dans ces vastes constructions (1); *Venise, Pau, Montreux* (au bord du lac de Genève) — dans ces trois dernières villes il fait très-froid pendant l'hiver. Le climat de *Méran* au Tyrol se prêterait parfaitement au séjour d'hiver, grâce à l'égalité constante de sa température, mais il y fait encore plus froid.

Nous rangeons dans une seconde classe les climats toniques et stimulants, qui offrent un air plus sec, plus agité, plus vif, et, par conséquent, plus excitant : ils conviennent aux constitutions lymphatiques, phlegmatiques, affaiblis et débilités par des sécrétions abondantes. A cette classe appartient : *Caire*, en Egypte, avec la chaleur continuelle de son désert et son manque constant de pluie : *Palerme, Naples et les diverses stations septentrionales de la Méditerranée, San-Remo, Mentone, Nice, Cannes, Hyères :*

Le climat de *Florence* est trop inconstant, pour en parler comme station d'hiver pour des malades, et la bonté du climat de *Montpellier* consiste particulièrement dans l'excellence de sa faculté de médecine.

Si la tuberculisation des poumons existe chez des personnes déjà âgées et d'un tempérament phlegmatique avec expectoration copieuse et sans complication fiévreuse, ces malades peuvent encore exister à Nice pendant de longues années dans un état de santé tolérable. Le séjour de Nice fera de même du

(1) Pise et Rome ont une moyenne de chaleur hivernale, qui reste en dessous de celle de Nice : la première étant trop humide la seconde jouissant d'une atmosphère presque trop calme, elles ont un effet relachant sur les personnes qui y séjournent la saison entière, effet qu'on peut éviter en y allant un peu plus tard.

bien aux personnes, qui ont des affections chroniques du *larynx* ou des *bronches* avec des sécrétions copieuses, mais sans tendance inflammatoire. En général, c'est un air humide et calme qui convient le mieux aux maladies du larynx : en conséquence la plupart des personnes affectées de ces maladies se plaignent, surtout à leur arrivée à Nice, d'une sensation désagréable de sécheresse dans l'organe malade, mais si elles ne souffrent que d'un relâchement de la muqueuse, d'une hypersécrétion glandulaire, l'air de la mer exercera sur eux peu à peu une influence salutaire et tonique ; dans le cas contraire, il faudrait loger ces malades à la campagne dans des appartements situés au milieu d'un jardin, de préférence sur la colline de Cimiès, ou ils respirent, protégés contre les vents violents, un air pur et doux.

En traitant les affections du larynx, ajoutons quelques mots sur les catarrhes chroniques du *pharynx*, les angines habituelles, qui ne résistent que trop souvent à tous les traitements : la muqueuse pharyngéenne n'étant pas d'une sensibilité si exagérée que celle du larynx, l'air de Nice exercera dans ces cas presque toujours une influence fortifiante et tonique, et en prescrivant à de tels malades des gargarismes avec l'eau de mer, en leur ordonnant pendant la nuit des compresses imbibés dans l'eau de mer, on arrivera bientôt à une guérison définitive.

Le séjour à Nice améliorera considérablement *l'asthme nerveux* des vieillards qui est quelquefois compliqué d'une grande sensibilité des organes respiratoires pour les changements de température : s'il y a surexcès d'irritabilité des poumons, on fera pourtant mieux, d'éviter Nice. *L'Emphysème pulmonaire,* suite d'une bronchite chronique, sera à Nice sous des bonnes conditions atmosphériques. Si le tissu pulmonaire est comprimé par des *épanchements pleurétiques*, ou si à la suite d'une pneumonie, qui a diminué le degré normal de son élasticité, il ne remplit que d'une manière défectueuse les fonctions respiratoires, une saison d'hiver passée à Nice fera beaucoup de bien aux malades : les cellules aérifères y retrouveront peu à peu leur étendue et leur contractilité normale et les fonctions respiratoires, imparfaites à la suite de l'état pathologique du tissu pulmonaire, redeviendront normales. Pour le traitement des trois dernières formes de maladies respiratoires, les bains d'air comprimé sont d'une efficacité particulière.

Les maladies de *cœur*, actuellement très-répandues, éprouveront à Nice quelquefois une excitation nuisible. Son atmosphère est pour eux trop condensée, trop sèche, trop riche en oxygène, trop en mouvement, et la vie à Nice trop dangereuse par ses rapports sociaux trop bruyants. D'autre part, la possibilité de se promener tout l'hiver dans cette campagne si riante, tandis que les malades souffrants du cœur sont forcés dans leurs pays septentrionaux de passer la majeure partie de l'hiver dans leurs appartements, ajoutera beaucoup d'agréments à leur existence mélancolique. Mais si ces malades veulent habiter Nice et surtout s'ils souffrent d'un pouls trop fréquent, il leur faut des précautions spéciales, sans cela l'air de Nice pourrait favoriser leurs palpitations, leurs attaques asthmatiques et les disposer aux accès apoplectiques. Il faut excepter du reste les cas compliqués de chloro-anémie, avec un pouls plus calme et un moindre degré d'irritabilité nerveuse. De même, le séjour à Nice

...ra un bien dans les cas de dilatation passive du ventricule droit du cœur, compliqués d'un dérangement de la circulation veineuse du bas-ventre, d'un emphysème ou d'une dégénérescence graisseuse du cœur avec albuminurie. En général on fera bien d'éloigner du voisinage de la mer les malades souffrants d'une désorganisation du cœur, à un régime sévère et de les soumettre à une alimentation froide et de préférence végétale.

Les maladies des *artères*, soit de leurs valvules soit de leurs parois donnent lieu aux mêmes réflexions que nous venons de faire en parlant des affections du cœur. Ce qui concerne les états maladifs du système *veineux*, la dilatation passive des veines, la varicosité générale et locale, le climat de Nice exercera toujours une influence favorable et salutaire.

Si les *organes digestifs* souffrent de faiblesse, *d'atonie*, s'il existe des diarrhées plutôt passives que produites par des congestions de la muqueuse intestinale, un séjour d'hiver à Nice joint à un régime fortifiant aidera beaucoup au rétablissement des malades. On voit quelquefois se développer chez les étrangers à leur arrivée à Nice des embarras gastriques, suite d'une surexcitation causée par le manque d'une alimentation convenable, par une consommation de viande et de boissons spiritueuses trop exagérée par rapport au climat : ces désordres cessent par l'abstinence et la diète. Dans les *maladies du foie* je me sers à Nice avec un résultat très-satisfaisant de la *cure aux oranges*, qui fera peut-être un jour une concurrence victorieuse à la cure au raisin. On fait boire aux malades, selon leurs forces digestives, deux à trois fois par jour un verre de suc d'oranges pressées à l'aide d'un petit pressoir en bois, en ôtant soigneusement les pépins, sans y mêler cependant de l'eau ou du sucre: en même temps on soumet les malades à un régime de préférence végétal: c'est une cure essentiellement résolutive.

Le climat de Nice aide beaucoup au soulagement des *catarrhes chroniques de la vessie:* les besoins continuels d'uriner se calment, les dépôts phosphatiques cessent dans les urines. Les malades qui souffrent de sédiments sablonneux dans leurs urines se porteront de même très-bien à Nice; s'ils n'existent pas déjà des calculs urinaires, les sels d'urates diminueront considérablement, et il y a des chances de guérison radicale. — Les *diabétiques* gagnent à Nice en forces, leur peau recommence à transpirer, leur digestion redevient normale, le sommeil se rétablit, la proportion de sucre dans leurs urines diminue — et s'ils passent pendant l'été une cure aux eaux, soit de Vichy, soit de Carlsbad en Bohême, ils peuvent exister longtemps et dans des conditions assez bonnes; — une guérison radicale du diabète m'est d'ailleurs inconnue.

Les malades souffrants d'une *albuminurie* chronique ont beaucoup de chances de guérison sous l'influence du climat de Nice, si la désorganisation des reins n'est pas trop avancée; les fonctions de la peau, supprimées depuis longtemps, se rétablissent, les gonflements hydropiques de la figure et des extrémités disparaissent, les cylindres de fibrine coagulée et la quantité de l'albumine, qu'on trouvait dans leurs urines diminuent. J'ai eu beaucoup de succès en administrant à ces malades, pendant plusieurs mois, le iodure de fer. On envoie à Nice bon nombre de dames souffrantes d'une maladie de la *matrice* — elles ne s'en trouvent pas toutes également bien. Qu'elles évitent le voisinage de la mer, si elles souffrent d'une nervosité excessive, de douleurs lombaires et hypogastriques plus ou moins continuelles, de tendance aux pertes sanguines ; l'excitation, qui en résulte, peut transformer leurs souffrances en un état plus aigu, plus fiévreux, elles feront beaucoup mieux de s'installer dans la campagne. Si, au contraire, leur matrice est dans un état de relâchement passif, si leurs pertes sanguines sont la suite d'une atonie des fonctions utérines, l'air vivifiant de Nice et le rapprochement de la mer exerceront une influence salutaire sur leur état maladif. Dans ce cas, il faut des précautions spéciales pour l'emploi des bains de mer; comme leur action est presque toujours d'une influence excitante ils ne conviendront que dans les cas où une faiblesse prononcée existe, et même pour ces cas suffiront des immersions très-courtes.

Pour les maladies *de la peau* un climat sédatif offrira plus de chances de guérison ; la vitalité de cet organe, qui augmente à Nice, rend ses maladies quelquefois plus rebelles. A l'arrivée des étrangers surtout on observe souvent, qu'il y a un principe irritant pour la peau dans l'air. Les nouveaux arrivés sont pris quelquefois d'un gonflement roséolique de la figure et des mains, en partie causé par l'action des rayons solaires trop ardents, en partie par les piqures des moustiques, qui, du reste, n'attaquent les étrangers qu'à leur arrivée.

Des éruptions de la peau étendues et compliquées de démangeaisons incommodes sont en outre occasionnées quelquefois par les bains de mer trop fréquents ou trop prolongés ; elles cessent très-vite si on s'abstient des bains pendant quelques jours, et en enduisant la peau d'huile d'amandes douces ou de glycérine.

On rencontre à Nice, tous les hivers, bon nombre d'étrangers qui y viennent pour guérir de *maladies des yeux*, fait dont on doit s'étonner d'abord, puisque les excitations de l'organe de la vue y sont favorisées même chez des personnes qui n'en souffraient pas auparavant, ce qui s'explique facilement par l'influence de la poussière, de la chaleur et de la clarté des rayons solaires, subissant encore un accroissement par le reflet des murailles blanches et calcaires des maisons et par le manque d'ombre. C'est pourquoi il faut pour les malades, qui souffrent de congestions aux yeux, des précautions spéciales, sans lesquelles l'influence de la lumière solaire pourrait les disposer à des congestions cérébrales ; il leur faut un parasol de toile grise ou blanche doublée d'une étoffe plus foncée, et des lunettes avec des verres légèrement fumés. Sur les malades qui souffrent de faiblesse de l'organe de la vue, d'un état paralytique de l'appareil optique, d'un détachement de la rétine, d'une atrophie du pigment, d'une atrophie commençante de l'œil entier — le climat de Nice aura une influence salutaire.

Les malades *rhumatismaux* et *goutteux* se portent très-bien à Nice s'ils s'éloignent, autant que possible, de la mer, s'ils habitent un quartier sec, en plein soleil, la colline de Cimiès par exemple, s'ils évitent de sortir au lever et au coucher du soleil ; s'ils se gardent, autant que possible, de l'ombre et des grands vents, s'ils portent de la flanelle sur la peau et suivent un régime de préférence végétal.

On observe assez souvent que la goutte, devenue irrégulière dans les pays septentrionaux, reprend à Nice sa forme normale et régulière des accès podagriques, et que, par conséquent, l'irritation anormale des reins, des organes digestifs et de l'organisation entière se calme. Les personnes qui ayant eu des *fièvres intermittentes* prolongées en ont gardé des relâchements des organes abdominaux — de même ceux qui, par suite d'un séjour trop prolongé sous les *tropiques* se trouvent dans un état d'*affaiblissement général* — gagneront considérablement en force et en énergie physique par un séjour d'hiver à Nice; en même temps, ils s'y acclimateront suffisamment pour le retour dans les pays septentrionaux. Ils feront toutefois bien d'éviter les quartiers humides et de boire, pendant leur repas, une eau ferrugineuse légère.

Le climat de Nice fera de même beaucoup de bien aux malades affaiblis par des *affections syphilitiques constitutionnelles*, par des *cures mercurielles* trop fortes et trop prolongées, ayant le sang appauvri : ils y trouveront l'air chaud et sec, dont ils ont besoin : toutefois, ils feront bien d'ajouter à l'influence du climat l'usage modéré du jodure de potassium et une hydrothérapie convenable. — Aux constitutions *scrophuleuses* et *lymphatiques* le climat de Nice convient parfaitement, si leur tempérament est phlegmatique, leur sang appauvri : son air tonique et vivifiant donne un mouvement favorable à la nutrition et à la sanguification : les gonflements, les indurations, les hypertrophies des glandes lymphatiques y diminuent considérablement. *Les enfants scrophuleux* se portent admirablement bien à Nice et on utilisera en même temps avec grand avantage pour eux les bains de mer. Il faut caser de tels malades dans le voisinage de la mer, pour leur faire respirer ses brises salutaires d'une manière plus directe : de même on les soumettra à un régime tonique et fortifiant.— Le séjour à Nice sera très-salutaire aux jeunes filles, qui souffrent pendant leur développement d'un état *chloro-anémique*, aux hommes de lettres, dont le sang a été appauvri par l'excès de travail et par une vie trop sédentaire—enfin à tous ceux qui souffrent d'un manque de sang sans qu'une lésion organique d'un organe quelconque en soit la cause : au commencement de leur arrivée et s'ils sont trop affaiblis ils feront bien d'éviter le rapprochement de la mer — si leurs forces vitales s'accroissent, ce voisinage leur conviendra davantage. Il faut que toutes ces personnes anémiques suivent un régime fortifiant et qu'elles se servent d'une eau ferrugineuse légère comme boisson de table (Saint-Galmier, Condillac, Bussang)—ces eaux produisent sous l'influence du climat de Nice déjà en petite dose de très-bons résultats.

Disons quelques mots de l'influence du climat de Nice sur les *maladies nerveuses*. A ceux qui souffrent de *névralgies*, de migraines, de prosopalgies, de sciatiques — conviendra le mieux le séjour calme et paisible d'une maison de campagne située au milieu d'un jardin. Leurs douleurs s'appaisent alors et s'en vont quelquefois très-rapidement, tandis que le voisinage de la mer, le bruit des vagues, qui se brisent contre la plage, leur donne parfois des excitations nerveuses nuisibles et aggrave de cette façon leurs névralgies. — Sur l'état des *Dames hystériques* le climat exerce souvent au commencement une influence plutôt excitante: en général elles se portent mieux, du moins au commencement, dans une situation plus éloignée de la mer. Elles se sentent plus débarrassées les jours où le ciel est couvert de nuages qu'en plein soleil, qui les dispose plutôt aux congestions cérébrales. Elles feront aussi bien de se lever et de se coucher à des heures convenables, et de faire tous les matins en sortant du lit des lotions avec de l'eau froide. Des bains de mer elles retireront souvent plus d'excitations nuisibles que de forces. Ces malades s'acclimatisent du reste très-vite à Nice. — Les *hypochondres* éprouvent un sentiment de bien être marqué à Nice : c'est l'effet de cet air vivifiant de la mer, qu'ils respirent, des promenades prolongées, qu'ils peuvent entreprendre tous les jours pendant l'hiver, en montant sur les collines environnantes : leur appetit revient, ils digèrent mieux, leur sommeil devient plus calme, et il en résulte qu'ils quittent peu à peu la série mélancolique de leurs idées trop misanthropes, qui les rendent si malheureux : dans ces cas une situation rapprochée de la mer est préférable à la campagne. — Le climat de Nice conviendra aux maladies de *cerveau*, qui consistent en faiblesse de l'organisation générale où locale : si le ramollissement du cerveau n'est pas déjà trop avancé, on retardera un peu son développement, en respirant cet air tonique : dans les cas où la mémoire, ou l'énergie de la volonté ont souffert soit par des excès sexuels, de l'onanisme, soit par un excès de travail intellectuel ; — le séjour dans ce climat stimulant, dans cette atmosphère riche en oxygène, vive et agitée, donnera du ton et de la force au cerveau affaibli, — mais que de tels malades se gardent bien de s'exposer à l'ardeur du soleil, ils ont une certaine prédisposition pour les insolations : si, trop échauffés par les rayons solaires, ils ressentent après une promenade des douleurs de tête vives, des envies de vomir, leur cerveau est déjà pris d'une congestion, mais on les rétablira promptement à l'aide de compresses répétées d'eau froide sur la nuque, en y ajoutant au cas de besoin des sinapismes et des purgations légères.

Un groupe de maladies, auquel le climat de Nice est convenable sous tous les rapports, sont les maladies de la *moëlle épinière*, affections qui sont devenues dans les derniers temps d'une fréquence affligeante. Si le chiffre des maladies de l'épine dorsale augmente dans une proportion presque effrayante, on peut en chercher la raison dans la tendance croissante de la jeunesse d'aujourd'hui aux excès de tout genre, qui avance quelquefois longtemps le développement complet de leurs forces physiques, dans l'affaiblissement des constitutions en général dans notre temps, dans l'irritabilité nerveuse moderne et son résultat, l'appauvrissement du sang ; —enfin, qu'on l'explique comme on le voudra, le fait existe, et de tels malades feront très-bien de se diriger vers Nice, qui cependant ne leur offre pas la chance d'une guérison radicale. Il faut qu'ils s'installent dans des quartiers chauds, en plein midi, protégés contre l'humidité et les grands vents, — l'influence solaire continuelle leur fait un grand bien en calmant les contractions douloureuses de leur système musculaire, et en régularisant toutes les fonctions de leurs organes.

En général le climat de Nice convient parfaitement aux *personnes débilitées* à un haut degré, qui ont besoin d'une chaleur extérieure naturelle pour conserver leur propre température normale, que ce soient des enfants faibles, des convalescents où des vieillards— ces derniers rajeunissent à vue d'œil et reprennent peu à peu des couleurs plus fraîches et un teint plus animé.

En terminant notre esquisse hygiénique et pathologique « *sur les propriétés hygiéniques et l'application thérapeutique du climat de Nice* » nous savons très-bien, que ce n'est qu'un croquis incomplet et imparfait, que nous offrons à nos hôtes d'hiver, mais ne voulant que mentionner quelques points de vue généraux d'une importance saillante pour l'installation des étrangers à Nice, nous les renvoyons pour des renseignements détaillés au conseil spécial des hommes de l'art.

Espérons enfin que les améliorations, que nous souhaitons et demandons dans l'intérêt de Nice, ne s'accompliront pas dans un temps trop éloigné, pour que cette ville, qui jouit d'un climat priviligié, d'un ciel toujours serein et d'un printemps éternel, se montre de jour en jour plus digne de sa grande vocation et devienne de plus en plus le temple de la santé et le sanctuaire hygiénique de l'Europe souffrante !

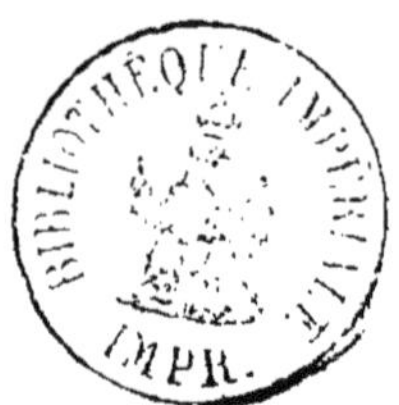

FIN.

CLIMAT DE NICE

[illegible]

[illegible]

par

[illegible]

[illegible]

NICE,

[illegible]

[illegible]

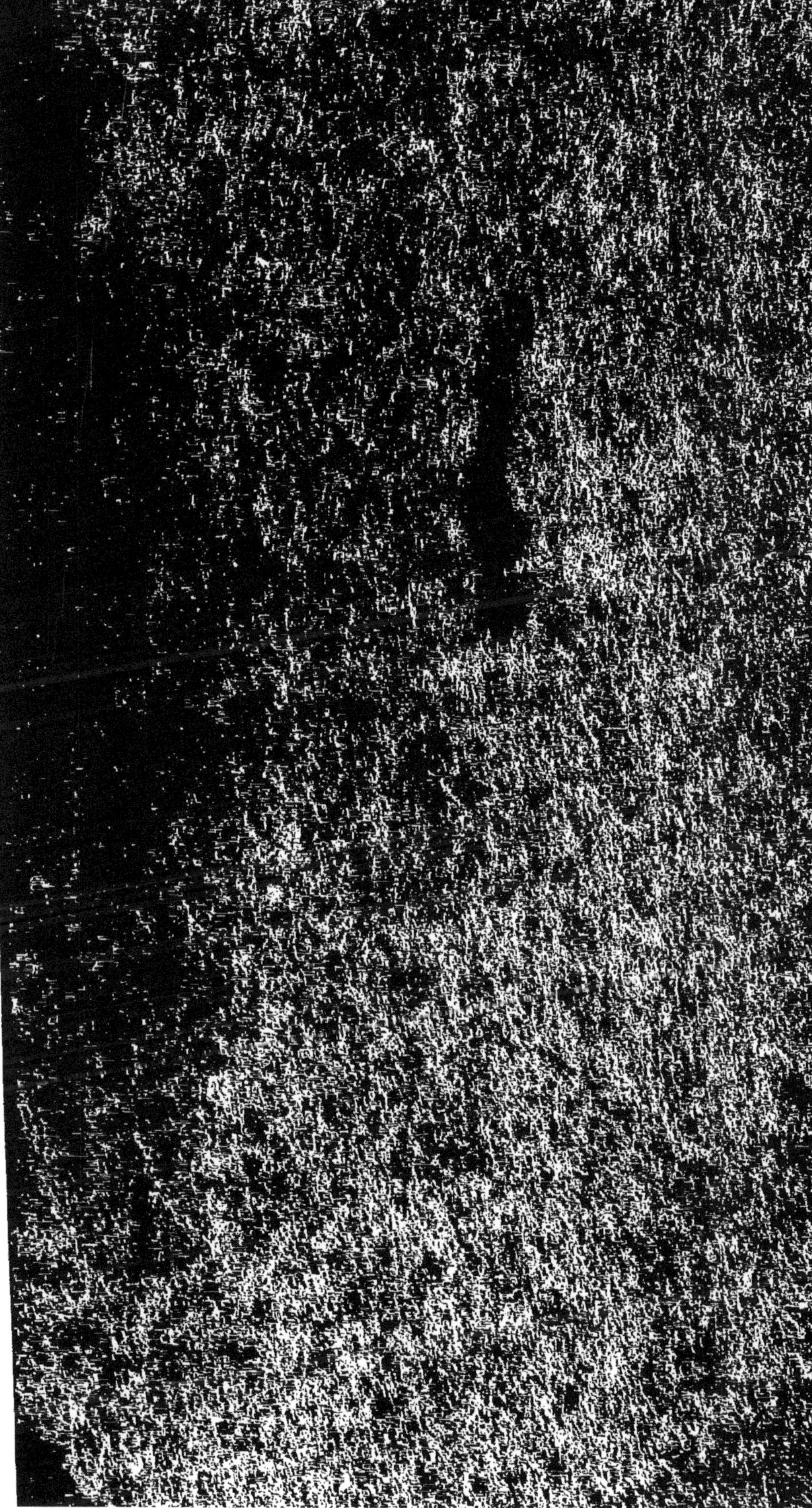

NICE. — SOCIÉTÉ TYPOGRAPHIQUE,

Imprimerie Gilletta aîné,

9 *Rue de la Préfecture.* 9

www.ingramcontent.com/pod-product-compliance
Ingram Content Group UK Ltd.
Pitfield, Milton Keynes, MK11 3LW, UK
UKHW020155200726
13856UKWH00003B/1001

9 782012 396586